常用
中医药适宜技术
操作手册

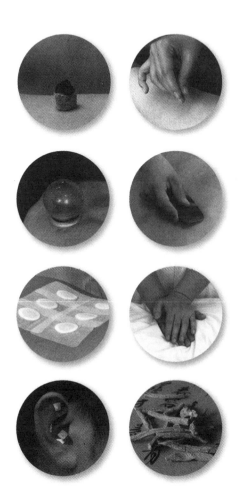

主编 / 王庆波

河南科学技术出版社
· 郑州 ·

图书在版编目（CIP）数据

常用中医药适宜技术操作手册 / 王庆波主编 . —郑州：河南科学技术出版社，2023.11

ISBN 978-7-5725-1332-9

Ⅰ . ①常…　Ⅱ . ①王…　Ⅲ . ①中国医药学—手册　Ⅳ . ① R2-62

中国国家版本馆 CIP 数据核字（2023）第 195621 号

出版发行：河南科学技术出版社
　　　　　地址：郑州市郑东新区祥盛街 27 号　邮编：450016
　　　　　电话：（0371）65788613　65788625
　　　　　网址：www.hnstp.cn
策划编辑：邓　为　武丹丹
责任编辑：武丹丹
责任校对：李晓颖
装帧设计：李小健
责任印制：徐海东
印　　刷：郑州市毛庄印刷有限公司
经　　销：全国新华书店
开　　本：720mm×1 020mm　1/16　印张：6.5　字数：109 千字
版　　次：2023 年 11 月第 1 版　2023 年 11 月第 1 次印刷
定　　价：32.00 元

编委会

前　言

中医药适宜技术简便验廉、安全有效，深受广大群众欢迎。为进一步提升基层中医药服务能力，让中医药适宜技术走进千家万户、惠及亿万百姓，助推健康中国建设，充分发挥中医药在新时代维护群众健康的作用和价值，我们组织专家，遴选了切实有效、简单容易操作、安全可靠的若干项中医药适宜技术，并对首批35种常见病、多发病择优推荐了较为实用、方便操作的中医药治疗方法，编写了这部简本教材，并配以视频，作为基层医生和针灸、推拿、康复及其他中医特色疗法爱好者的学习参考。

需要说明的是：

1. 因本次收录适宜技术的原则是实用性和易操作性，所以以针灸、耳压、推拿、按摩、拔罐、贴敷等常规技术治疗的操作方法和方药（内服、外用）治疗为主，这些疗法具有操作简单、取材方便、费用低廉、安全有效的优点，对于应用较局限、操作比较复杂的技术目前尚未录入。

2. 选择了35种疾病，多是基层常见、多发疾病，也参照了国家中医药管理局的适宜技术推荐病种。临证可根据病情需要，选用一种，也可以两种疗法以上联合使用。

3. 特别提醒的是，这些适宜技术，在某些疾病可以作为主要治疗，但其中有些疗法仅为对症治疗，必要时还需要明确诊断，在缓解症状的同时配合其他疗法。

4. 本次收录的适宜技术不可能适用所有疾病和概括各科中医药适宜技术，今后将根据农村和城市社区的临床需要，继续遴选，以臻完善。各地可根据实际，对收录的项目进行增减，组织推广。

5. 囿于编者水平和认识局限，书中难免有错误、纰漏及争议之处，恳请同行批评指正。

编者

2023 年 10 月

目录

第二章　常见疾病中医药适宜技术治疗精选 ·············· 055

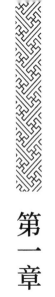

第一章

常用中医适宜技术

第一节　经络腧穴概论

一、经络、腧穴的概念

经络是经脉和络脉的总称。"经"有路径的含义，经脉贯通上下，沟通内外，是经络系统的主干；"络"有网络的含义，络脉是经脉别出的分支，较经脉细小，纵横交错，遍布全身。经络是人体运行气血，联系周身，调节机体的通道。经脉深入体内，和脏腑相联系；络脉则分布较浅，多在体表部位。故《灵枢·脉度》说："经脉为里，支而横者为络。"两者相互交叉，紧密相连，将人体各部构成一个有机的整体。如果形象一点比喻，经络相当于人体的信息传送系统和交通运输系统，关系到人体生理功能能否正常保持，以及在疾病状态下，调节激发人体的自我修复（康复）功能，促进人体逐步恢复正常。

腧穴，"腧"通"输"，有转输之意；"穴"即空隙、结聚之意。腧穴是人体脏腑经络之气输注结聚于体表的部位，也是针灸的施术部位。腧穴的别名很多，如"砭灸处""节""会""骨空""气穴""气府""孔穴""穴道""穴位"等。古时"腧""输""俞"是通假字，三者意通，而现在应用时则各有所指。所谓"腧穴"是全身所有穴位的总称；"输穴"是指"五输穴"中井、荥、输、经、合五个穴中的第三个穴位的专称；"俞穴"则是指脏腑背俞穴，即五脏俞和六腑俞，如心俞、肺俞、肝俞、胃俞等，皆为足太阳膀胱经穴。

二、经络、腧穴、脏腑之间的关系

（一）生理方面

十四经脉各有所归属的腧穴，而经穴位于体表，均分布在经脉的循行线上。十二经脉各有所隶属的脏腑，每一脏腑均有相联系的经络。

经络是联系脏腑和体表腧穴之间的通路。正如《灵枢·海论》所说："夫十二经脉者，内属于腑脏，外络于肢节。"《灵枢·脉度》曰："其流溢之气，内溉脏腑，外濡腠理。"

（二）病理方面

经络是病邪传注于脏腑和体表（腧穴）之间的途径。病邪的传变方式可由表及里，由浅及深，也可由里达表，由深而浅。

首先，经络是病邪传变的通路。在正虚邪盛的情况下，外邪侵袭体表部位（包括口鼻、皮部、腧穴），可以通过经络而传入内脏，由于内脏之间有经脉沟通，病邪还可以从一个脏传到另一个脏，即所谓病邪传变。其传变途径为"皮部—浮络—孙络—络脉—经脉—脏腑"。临床常见的外邪侵袭肌表，初见发热、恶寒、头痛、身痛等，如没有及时治疗，外邪循经传入，舍于肺，继而可见咳嗽、喘促、胸闷、胸痛等肺脏病症，这即是外邪由表入里。另外，经络也是脏腑之间、脏腑与体表之间病变相互影响传变的渠道。如心火下移小肠（尿黄赤），肝病及脾（气郁脘闷、纳呆），胃病影响脾，脾病影响胃等，都是通过经络的传注而相互影响的结果。

反之，内脏患病时，也可通过经络的传导而反映到体表的一定部位（腧穴）及组织器官，在相应的特定部位显示出来。如临床常见到胃病在足三里、中脘等穴出现压痛；肝胆病在肝俞、胆俞、阳陵泉等穴有压痛、条索状物；肺病在中府、肺俞、孔最等穴有压痛、条索状物等。又如《灵枢·九针十二原》说："五脏有疾也，应出十二原。十二原各有所出。明知其原，睹其应，而知五脏之害矣。"说明原穴可以反映五脏病候，因而诊察原穴的异常变化，可以协助诊断五脏病。另外，临床常见到的肝病胁痛、肾病腰痛、心火上炎则口舌生疮、胃腑有热可见牙龈肿痛等，也都是内脏疾病在体表的反映，这些都有利于临床疾病诊断。

其次，经络、腧穴是人体自我修复（康复）的通路，刺激腧穴则可通过经络感传而作用于相应的脏腑和组织器官，从而达到防治疾病的目的。位于躯干部的腧穴可直接作用于脏腑。如背俞穴和腹募穴，都是脏腑之气输注、汇聚的部位，其位置均与其所属的脏腑位置相应，不仅可以反映病候，协助诊断，而且可以接受刺激，直达病所，是治疗脏腑疾病的主穴；位于四肢部的腧穴与其相应脏腑也有密切联系，四肢部的腧穴接受刺激后，可激发经络感传，使"气至病所"，以治疗脏腑疾病。

总之，生理上，腧穴是人体脏腑经络气血输注、结聚于体表的部位，腧穴分别归属于经络，经络又隶属于一定的脏腑，三者相互联系，不可分割。病理情况下，经络与腧穴在诊治疾病时相互为用，人体内部疾病表现于外，要靠经络的传导、联系，并由腧穴具体表现；而外邪入侵人体，一定是以腧穴为门户，以经络为通道。同时，刺激腧穴则可通过经络感传而作用于相应的脏腑和组织器官，从而达到防治疾病的目的。

三、经络系统概述

经络系统是由十二经脉、奇经八脉、十二经别、十二经筋和十二皮部、十五络脉及难以计数的孙络、浮络等组成。十二经脉是经络系统的主干，"内属于腑脏，外络于肢节"，将人体内外联系成一个有机的整体。十二经别是十二经脉在胸、腹及头部的内行支脉。十五络脉是十二经脉在四肢部及躯干前、后、侧三部的外行支脉。奇经八脉是具有特殊分布和作用的经脉。此外，经络的外部筋肉也受经络支配，分为十二经筋；皮肤也按经络的分布分为十二皮部。经络将人体由点（腧穴、脏腑）、线（十二正经、十五络脉、奇经八脉）、面（十二经筋、十二皮部、孙络、浮络）三层次划分为既相互独立又相互联系的若干系统，从而立体地、唯物地、辩证地认识人体的生理功能和病理变化。

下面着重论述十二经脉。

十二经脉按其流注次序分别为手太阴肺经、手阳明大肠经、足阳明胃经、足太阴脾经、手少阴心经、手太阳小肠经、足太阳膀胱经、足少阴肾经、手厥阴心包经、手少阳三焦经、足少阳胆经和足厥阴肝经。由于十二经脉是经络系统的主体，故其又被称为"正经"。

（一）十二经脉的名称和含义

十二经脉的名称由手足、脏腑、阴阳三部分组成。

手足，表示经脉在上、下肢分布的不同，手经表示其外行路线分布于上肢，足经表示其外行路线分布于下肢。

脏腑，表示经脉的脏腑属性，如肺经表示该经脉属肺脏，胃经表示该经脉属胃腑。

阴阳，表示经脉的阴阳属性及阴阳气的多寡。由一阴一阳衍化为三阴三阳，以区分阴阳气的盛衰（多少）：阴气最盛为太阴，其次为少阴，再次为厥阴；阳气最盛为阳明，其次为太阳，再次为少阳。三阴三阳的名称广泛应用于经络的命名，经别、络脉、经筋也是如此。三阴三阳同时也是经络分布位置前后、内外、深浅的依据。

（二）十二经脉的分布规律

十二经脉是经络系统的主要内容。《灵枢·海论》概括地指出了十二经脉的分布特点："夫十二经脉者，内属于腑脏，外络于肢节。"十二经脉在内部隶属于脏腑，在外部分布于四肢、头面和躯干。

十二经脉"外络于肢节"。这里的"肢节"，可理解为是经脉在四肢及头面和躯干这些体表部位的分支和穴位，其"有穴通路"是经脉的主要循行路线。

1.四肢部　四肢内侧面为阴，外侧面为阳。手足阴经分布于四肢的内侧，手足阳经分布于四肢的外侧。

以拇指在前、小指在后的体位描述，手三阴经分布于上肢的内侧，其中，上肢内侧面前缘及拇指桡侧端为手太阴，上肢内侧面中间及中指桡侧端为手厥阴，上肢内侧面后缘及小指桡侧端为手少阴；手三阳经分布于上肢的外侧，其中，分布于食指桡侧端至上肢外侧面前缘为手阳明，无名指尺侧端至上肢外侧面中间为手少阳，小指尺侧端至上肢外侧面后缘为手太阳。

足三阳经分布于下肢的外侧，其中，下肢外侧面前缘及第2趾外侧端为足阳明，下肢外侧面中间及第4趾外侧端为足少阳，下肢外侧面后缘及小趾外侧端为足太阳；足三阴经分布于下肢的内侧，其中，踇趾内侧端及下肢内侧面中间转至前缘为足太阴，踇趾外侧端及下肢内侧面前缘转至中间为足厥阴，小趾下经足心至下肢内侧面后缘为足少阴。

十二经脉在四肢的分布规律：太阴、阳明在前，厥阴、少阳在中（侧），少阴、太阳在后。在小腿下半部及足部，足厥阴有例外的曲折、交叉情况，即足三阴经在足内踝上8寸以下为厥阴在前，太阴在中，少阴在后；至内踝上8寸以上太阴交出于厥阴之前，为太阴在前，厥阴在中，少阴在后。

2.头和躯干部　十二经脉在头和躯干部的分布情况如下。

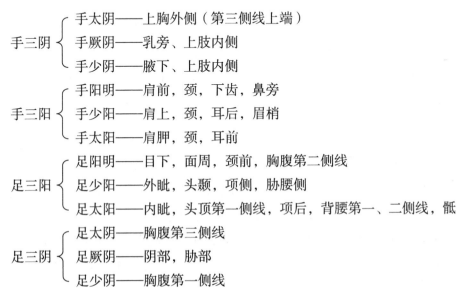

手三阴 {
手太阴——上胸外侧（第三侧线上端）
手厥阴——乳旁、上肢内侧
手少阴——腋下、上肢内侧
}

手三阳 {
手阳明——肩前，颈，下齿，鼻旁
手少阳——肩上，颈，耳后，眉梢
手太阳——肩胛，颈，耳前
}

足三阳 {
足阳明——目下，面周，颈前，胸腹第二侧线
足少阳——外眦，头颞，项侧，胁腰侧
足太阳——内眦，头顶第一侧线，项后，背腰第一、二侧线，骶
}

足三阴 {
足太阴——胸腹第三侧线
足厥阴——阴部，胁部
足少阴——胸腹第一侧线
}

十二经脉在头和躯干部的分布，大致是手三阴联系胸，足三阴联系腹及胸，手足三阳联系头，故称"头为诸阳之会"。阳经在头和躯干部的分布较广泛，大致情况是阳明行于身前，少阳行于身侧，太阳行于身后，在头部也是如此。

第二节　腧穴定位方法

腧穴定位方法是指确定腧穴位置的基本方法。腧穴分布于人体各部，如果没有一定的方法来度量、测定，就很难确定腧穴的位置。临床上取穴是否准确，直接关系着治病疗效。因此，只有掌握腧穴的定位方法，才能准确取穴，提高疗效。

腧穴定位的方法一般分为体表标志法、骨度分寸法、手指比量法和简便取穴法。

一、体表标志法

体表标志法是依据分布于全身体表自然的骨性标志和肌性标志而定取穴位的方法。人体的体表标志分为以下两类。

1. 固定标志　固定标志指不受人体活动影响而固定不移的标志。如五官、毛发、爪甲、乳头、肚脐，以及骨节突起和凹陷、肌肉隆起等。比较明显的标志，如鼻尖取素髎，两眉中取印堂，两乳头中间取膻中，腓骨小头前下取阳陵泉，等等。此外，可依据肩胛冈平第3胸椎棘突、肩胛骨下角平第7胸椎棘突、髂嵴平第4腰椎棘突为标志，来定位背腰部的腧穴。

2. 活动标志　活动标志指需要采取相应的动作姿势才能出现的标志。如皮肤的皱襞（纹）、肌肉的凹陷、肌腱的显露及某些关节间隙等。临床上如取耳门、听宫、听会三穴要张口取；下关穴应闭口取；取阳溪穴应将拇指跷起，当拇长、短伸肌腱之间的凹陷中；取养老穴应正坐屈肘，掌心向胸，当尺骨小头桡侧骨缝中取之；握拳，掌后横纹处取后溪；等等。

二、骨度分寸法

骨度分寸法是以骨节为主要标志测量周身各部的大小、长短，并依其尺寸按比例折算作为定穴标准的方法。这种分部折寸的尺度一般应以患者本人的身材为依据，不论男女、老少、高矮、胖瘦，均可以此为标准来测定腧穴。临床应用时常把取穴部位骨节两端的长度（尺寸）折成一定等份，每一等份为1寸，故有人又将其称为"指测等分定位法"。全身各部常用骨度折量寸列表如下（表1、图1）。

表 1 全身各部常用骨度折量寸

部位	起止点	折量寸	度量法	说明
头部	前发际中点至后发际中点	12寸	直寸	如发际不明，从眉心至大椎穴作18寸，眉心至前发际3寸，大椎穴至后发际3寸
	前额两发角之间	9寸	横寸	
	耳后两乳突之间	9寸	横寸	
胸腹	胸骨上窝至胸剑联合	9寸	直寸	胸部与胁肋部取穴直寸，一般根据肋骨计算，不计分寸
	胸剑联合至脐中	8寸	直寸	
	脐中至侧腹最外缘	6寸	横寸	
	脐中至耻骨联合上缘	5寸	直寸	
	两乳头之间	8寸	横寸	女性可用锁骨中线代替
背腰	大椎以下至尾骶	21椎	直寸	以脊椎棘突标志作为定位依据
	肩胛骨内侧缘至后正中线	3寸	横寸	
侧身	腋以下至第11肋端下方	12寸	直寸	
	第11肋以下至股骨大转子高点	9寸	直寸	
上肢	腋横纹至肘横纹（平肘尖）	9寸	直寸	
	肘横纹至腕横纹	12寸	直寸	
下肢	耻骨联合上缘至股骨内上髁上缘	18寸	直寸	
	胫骨内侧髁下缘至内踝尖	13寸	直寸	
	股骨大转子高点至膝中	19寸	直寸	
	臀横纹至膝中	14寸	直寸	
	膝中至外踝尖	16寸	直寸	

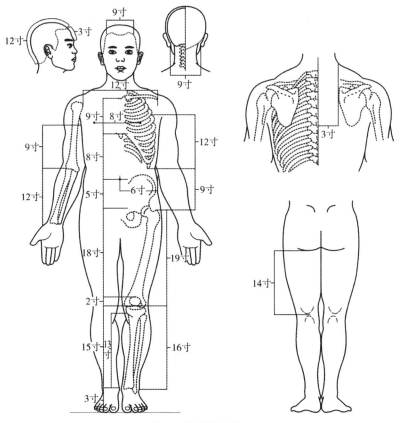

图 1　常用骨度分寸

三、手指比量法

手指比量法是以患者的手指为标准度量取穴的方法，又称为"手指同身寸取穴法"或"指度法"。这是一种在分部折寸的基础上使用的一种简便取穴法。常用的有拇指横寸、四指横寸。

1. 拇指横寸法　将患者拇指指间关节的宽度作为 1 寸（图 2）。此法亦适用于四肢部的直寸取穴。

2. 横指横寸法（一夫法）　将食指、中指、无名指和小指并拢时，以中指近端指间关节横纹水平的四指宽度作为 3 寸（图 3）。此法主要用于量下肢、下腹部和背部的横寸。

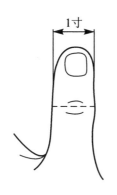

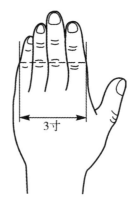

图2　拇指横寸法　　　　　　　图3　横指横寸法

使用手指比量法时，医者必须参照患者手指大小，在骨度分寸的基础上来运用，既不能连续采用本法选取某一个穴位，也不能应用本法量取全身各部穴位，否则长短失度，会影响取穴的准确性，这些在定取穴位时一定要注意。

四、简便取穴法

简便取穴法是临床上常用的一种简便易行的取穴方法。如两虎口交叉，食指端处是列缺穴；两手臂自然下垂，于大腿外侧中指指尖处是风市穴；垂肩屈肘肘尖取章门穴；两耳角直上连线中点取百会穴；等等。

第三节　临证常用腧穴

1. 列缺

【定位】在前臂桡侧缘，桡骨茎突上方，腕横纹上 1.5 寸。当肱桡肌与拇长展肌腱之间。

【操作】向上或向下斜刺 0.3 ~ 0.8 寸。

2. 少商

【定位】伸拇指，在拇指末节桡侧，距指甲角 0.1 寸。

【操作】浅刺 0.1 寸，或点刺出血。

3. 商阳

【定位】食指末节桡侧，指甲根角旁 0.1 寸。

【操作】浅刺 0.1 寸，或点刺出血。

4. 合谷

【定位】在手背第 1、2 掌骨间，当第 2 掌骨桡侧的中点处（或以一手的拇指指骨关节关节横纹，放在另一手拇、食指之间的指蹼缘上，拇指尖所指位置即是）。

【操作】直刺 0.5 ~ 0.8 寸，孕妇不宜用针。

5. 手三里

【定位】在阳溪与曲池穴连线上，肘横纹下 2 寸处（阳溪位于人体腕背横纹桡侧，当手拇指上翘时，在拇短伸肌腱与拇长伸肌腱之间的凹陷中）。

【操作】直刺 0.8 ~ 1.2 寸。

6. 曲池

【定位】在肘横纹外侧端，屈肘时当尺泽与肱骨外上髁连线中点。

【操作】直刺 1 ~ 1.5 寸。

7. 肩髃

【定位】在肩部三角肌上，臂外展或向前平伸时，当肩峰前下方凹陷处。

【操作】直刺或向下斜刺 0.8 ~ 1.5 寸。

8. 迎香

【定位】在鼻翼外缘中点旁，当鼻唇沟中。

【操作】直刺或向上斜刺 0.2 ~ 0.5 寸，不宜灸。

9. 颊车

【定位】下颌角前上方约一横指（中指），当咀嚼时咬肌隆起，按之凹陷处。

【操作】直刺 0.3 ~ 0.5 寸，或向地仓斜刺 1 ~ 1.5 寸。

10. 下关

【定位】在面部耳前方，当颧弓与下颌切迹所形成的凹陷中。

【操作】直刺 0.5 ~ 1.5 寸。

11. 头维

【定位】当额角发际上 0.5 寸，头正中线旁 4.5 寸。

【操作】平刺 0.5 ~ 1 寸。

12. 天枢

【定位】在腹中部，脐中旁开 2 寸。

【操作】直刺 0.8 ~ 1.2 寸。

13. 梁丘

【定位】屈膝，在大腿前面，当髂前上棘与髌底外侧端的连线上，髌底上2寸。

【操作】直刺1～1.5寸。

14. 足三里

【定位】在小腿前外侧，当犊鼻穴（外膝眼）下3寸，距胫骨前缘一横指（中指）。

【操作】直刺1～1.5寸。

15. 上巨虚

【定位】在犊鼻穴（外膝眼）下6寸，足三里穴下3寸。

【操作】直刺1～2寸。

16. 下巨虚

【定位】在上巨虚穴下3寸。

【操作】直刺1～1.5寸。

17. 内庭

【定位】在足背，当第2、3趾间，趾蹼缘后方赤白肉际处。

【操作】直刺0.3～0.5寸。

18. 三阴交

【定位】在小腿内侧，当足内踝尖上3寸，胫骨内侧缘后方。

【操作】直刺1～1.5寸，孕妇不宜用针。

19. 地机

【定位】在内踝尖与阴陵泉穴的连线上，阴陵泉穴下3寸。

【操作】直刺1～1.5寸。

20. 阴陵泉

【定位】在小腿内侧，当胫骨内侧髁后下方凹陷处。

【操作】直刺1～2寸。

21. 血海

【定位】在大腿内侧，髌底内侧端上2寸，当股四头肌内侧头的隆起处。

【操作】直刺1～2寸。

22. 后溪

【定位】在手掌尺侧，微握拳，当第5掌指关节后远侧掌横纹头赤白肉际处。

【操作】直刺 0.5 ~ 1 寸。

23. 天柱

【定位】在项部，大筋（斜方肌）外缘之后发际凹陷中，约当后发际正中旁开 1.3 寸。

【操作】直刺或斜刺 0.5 ~ 0.8 寸，不可向内上方深刺。

24. 风门

【定位】在背部，当第 2 胸椎棘突下，旁开 1.5 寸。

【操作】斜刺 0.5 ~ 0.8 寸。

25. 肺俞

【定位】在背部，当第 3 胸椎棘突下，旁开 1.5 寸。

【操作】斜刺 0.5 ~ 0.8 寸。

26. 脾俞

【定位】在背部，当第 11 胸椎棘突下，旁开 1.5 寸。

【操作】斜刺 0.5 ~ 1 寸。

27. 胃俞

【定位】在背部，当第 12 胸椎棘突下，旁开 1.5 寸。

【操作】斜刺 0.5 ~ 1 寸。

28. 肾俞

【定位】在腰部，当第 2 腰椎棘突下，旁开 1.5 寸。

【操作】直刺 0.5 ~ 1 寸。

29. 大肠俞

【定位】在腰部，当第 4 腰椎棘突下，旁开 1.5 寸。

【操作】直刺 0.5 ~ 1.2 寸。

30. 关元俞

【定位】在腰部，当第 5 腰椎棘突下，旁开 1.5 寸。

【操作】直刺 0.5 ~ 1.2 寸。

31. 委中

【定位】在腘横纹中点，当股二头肌腱与半腱肌腱的中间。

【操作】直刺 1 ~ 1.5 寸，或用三棱针点刺腘静脉出血。

32. 秩边

【定位】在臀部，平第 4 骶后孔，骶正中嵴旁开 3 寸。

【操作】直刺 1.5 ~ 3 寸。

33. 承山
【定位】在小腿后面正中，腓肠肌两肌腹与肌腱交角处。

【操作】直刺 1 ~ 2 寸。

34. 昆仑
【定位】在足部外踝后方，当外踝尖与跟腱之间凹陷处。

【操作】直刺 0.5 ~ 0.8 寸。

35. 至阴
【定位】在足小趾末节外侧，距趾甲角 0.1 寸。

【操作】浅刺 0.1 寸，胎位不正用灸法。

36. 涌泉
【定位】在足底部，足屈卷趾时足心最凹陷处，约当足底第 2、3 趾蹼缘与足跟连线的前 1/3 与后 2/3 交界处。

【操作】直刺 0.5 ~ 1 寸。

37. 太溪
【定位】在足内侧内踝后方，当内踝尖与跟腱之间的凹陷处。

【操作】直刺 0.3 ~ 0.5 寸。

38. 内关
【定位】当曲泽与大陵的连线上，腕横纹上 2 寸，掌长肌腱与桡侧腕屈肌腱之间。

【操作】直刺 0.5 ~ 1 寸。

39. 关冲
【定位】无名指尺侧指甲根角旁 0.1 寸。

【操作】浅刺 0.1 寸，或点刺出血。

40. 外关
【定位】在前臂背侧，当阳池穴（在手背腕横纹正中）与肘尖的连线上，腕背横纹上 2 寸，尺骨与桡骨之间。

【操作】直刺 0.5 ~ 1 寸。

41. 肩髎
【定位】肩髃后方，当臂外展时，肩峰后下方凹陷处。

【操作】向肩关节直刺 1 ~ 1.5 寸。

42. 瞳子髎

【定位】目外眦外侧约 0.5 寸，眶骨外缘凹陷中。

【操作】平刺 0.3 ~ 0.5 寸，或用三棱针点刺出血。

43. 率谷

【定位】耳尖直上，入发际 1.5 寸。

【操作】平刺 0.5 ~ 0.8 寸。

44. 风池

【定位】在项部，当枕骨之下，与风府相平，胸锁乳突肌与斜方肌上端之间的凹陷处。

【操作】针尖微下，向鼻尖斜刺 0.8 ~ 1.2 寸，或平刺透风府穴。

45. 环跳

【定位】侧卧，屈髋屈膝，当股骨大转子最凸点与骶管裂孔连线的外 1/3 与中 1/3 交点处。

【操作】直刺 2 ~ 3 寸。

46. 阳陵泉

【定位】在小腿外侧，当腓骨头前下方凹陷处。

【操作】直刺 1 ~ 1.5 寸。

47. 太冲

【定位】在足背侧，当第 1、2 跖骨间隙的后方凹陷处。

【操作】直刺 0.5 ~ 0.8 寸。

48. 大椎

【定位】在后正中线上，第 7 颈椎棘突下凹陷中。

【操作】斜刺 0.5 ~ 1 寸。

49. 百会

【定位】在头部，当前发际正中直上 5 寸，或两耳尖连线的中点处。

【操作】平刺 0.5 ~ 0.8 寸。

50. 水沟

【定位】在面部，当人中沟的上 1/3 与中 1/3 交点处。

【操作】向上斜刺 0.3 ~ 0.5 寸，或用指甲按掐。

51. 印堂

【定位】在额部，当两眉头之中。

【操作】提捏局部皮肤，向下平刺 0.3 ~ 0.5 寸，或用三棱针点刺出血。

52. 关元

【定位】在下腹部前正中线上，当脐中下 3 寸。

【操作】直刺 0.5 ~ 1 寸，需要排尿后进行针刺。

53. 神阙

【定位】在腹中部，脐中央。

【操作】禁刺，宜灸。

54. 中脘

【定位】在上腹部前正中线上，当脐中上 4 寸。

【操作】直刺 0.8 ~ 1.2 寸。

55. 承浆

【定位】在面部，当颏唇沟的正中凹陷处。

【操作】斜刺 0.3 ~ 0.5 寸。

56. 太阳

【定位】在颞部，当眉梢与目外眦之间，向后约一横指的凹陷处。

【操作】直刺或斜刺 0.3 ~ 0.5 寸，或用三棱针点刺出血。

57. 鱼腰

【定位】瞳孔直上，眉毛正中。

【操作】平刺 0.3 ~ 0.5 寸。

58. 耳尖

【定位】在耳郭的上方，当折耳向前，耳郭上端的尖端处。

【操作】直刺 0.1 ~ 0.2 寸，或用三棱针点刺出血。

59. 夹脊

【定位】当第 1 胸椎至第 5 腰椎棘突下两侧，后正中线旁开 0.5 寸，一侧 17 穴，左右共 34 穴。

【操作】直刺 0.3 ~ 0.5 寸，或用梅花针叩刺。

60. 内膝眼

【定位】在髌韧带内侧凹陷处。髌韧带外侧凹陷处即犊鼻穴（外膝眼）。

【操作】向膝中斜刺 0.5 ~ 1 寸。

第四节　针刺操作方法

扫码看针刺疗法

一、持针法

针刺操作的两手分为"刺手"和"押手"。所谓"刺手"，就是操持针具、刺入穴位的手；所谓"押手"，就是用来按压穴位、辅助针刺的手。目前临床上大多数人是用右手操持针具，用左手来按压穴位。所以在一般情况下，右手称为"刺手"，左手称为"押手"。

持针是施术者操持针具并保持针体端直坚挺的方法。临床常用右手持针，持针的姿势，状如执持毛笔，称为"执笔式持针法"。这种方法易于进针，可以减少患者的疼痛，技术熟练者一般多用此法。

二、进针法

（一）单手进针法

拇指、食指持针，中指指端紧靠穴位、指腹抵住针身下段，当拇、食指快速向下用力按压，中指随之屈曲，进针入皮下即可，随后将针提插至所需深度。

（二）双手进针法

1.指切进针法　也称"爪切进针法"。左手拇指或食指端切按在腧穴位置的旁边，右手执笔式持针，针身紧贴左手指甲面，将针迅速刺入皮下。多适用于短针进针。

2.夹持进针法　也称"骈指进针法"。左手拇、食二指夹持针体下段（或捏住消毒干棉球，夹住针身下段），露出针尖2～3分，将针尖固定在所刺腧穴的皮肤表面上，并保持针身垂直。右手持针柄，当右手用力下压时，左手拇、食指可同时用力，协助右手将针刺入穴内。然后右手捻转，左手继续下压，将针刺入所要求的深度。多适用于3寸以上长针的进针。

3.舒张进针法　用左手拇、食二指将针刺腧穴部位的皮肤向两侧撑开，使皮肤绷紧，右手持针从左手的拇、食二指之间刺入。多适用于腹部腧穴的进针。

4.提捏进针法　也称"撮捏进针法"。用左手拇、食二指将针刺腧穴部位的皮肤提起，右手持针从捏起的皮肤上端将针刺入。使用这种方法时，可以先把针尖快速刺入真皮后稍留针，然后再缓慢捻进。因为针透过真皮后，一般不再产生痛感，容易进针。多适用于皮肉浅薄处如面部、额部的进针。

（三）管针法

用特别的针管，左手固定针管于穴位上，从针管尾部拔出固定的针鞘，然后右手从管后快速拍打针体，刺入皮下，进针后套管抽出。

三、针刺的角度与深度

1. 针刺的角度　针刺的角度是指进针时针身与皮肤所形成的夹角。即把人体各部位的皮肤作为平面，以此为基准来量直刺、斜刺、平刺三种角度。如果针身与穴位所在的皮肤平面约成 90° 角，就是直刺；如果针身与穴位所在的皮肤平面约成 45° 角，就是斜刺；如果针身与穴位所在的皮肤平面约成 15° 角，就是平刺。临床上针刺角度的大小，主要根据腧穴部位的特点和临床治疗要求来确定。

2. 针刺的深度　针刺深度是指进针后针身刺入体内的深浅，对于针刺操作来说，这是一个至关重要的问题。在临床治疗时，必须根据患者的不同情况分别对待。一般应以既有针感，又不伤及脏器和组织为原则。

四、行针手法

（一）基本手法

行针基本手法是指进针后通过使用针刺的基本动作来取得针感的手法，它是各种针刺手法的基础，是针刺的重要环节。临床常用的行针基本手法有两种：一是提插法，二是捻转法。

1. 提插法　进针后，将针从浅层插至深层，再由深层提到浅层，下插与上提的幅度、速度相同，动作均匀，反复施行。提针和插针是两个相反的动作，它是在所要求的层次和幅度内，一上一下地反复操作。上提时注意不能提出皮外，不要将针拔出，只能在肌肉组织的范围内向上提；下插时也不要超过原来的深度，特别是重要脏器上的穴位，更应该注意避免刺伤内脏。一般说来，提插的幅度大，频率快，针感即强；反之，提插的幅度小，频率慢，针感相应较弱。因此，需根据患者的体质、病情与腧穴部位的深浅而逐步进行调节。

2. 捻转法　当针刺入穴位一定深度后，用右手拇指、食指夹持针柄，并用中指微顶针身，以拇、食指末节的指腹旋转捻动，使针体一前一后地来回捻转，反复交替地进行多次，达到针下得气的目的。捻转这一动作，需要指力大小合适，拇指、食指的用力必须均匀，速度缓急匀调，手法自然轻快。捻针时不能只朝一个方向 360° 旋转，是一左一右地转动针体，而且捻转要有连续交替性，在左转与右转之间不能有停顿。

（二）辅助手法

一般来说，针刺时经过提插、捻转等行针操作，即能"得气"。但在临床上并非每一个人、每一个穴位都能有良好的得气感应，或者得气不够理想，必须再用其他的辅助手法，才能达到"得气"目的。这些辅助手法是提插、捻转基本手法的补充，临床常用的辅助手法包括循法、刮柄法、弹柄法、搓柄法、摇柄法和震颤法等。

1.循法 将针刺入腧穴一定深度后，用左手的手指在所刺穴位的周围，或沿穴位所属的经脉循行路线，进行轻柔、徐缓的上下循按。循法操作时要反复进行多次，一次接一次不间断地抚摩，直至针感出现并产生传导为止。在针感不易通过的关节部位，尤应多次循按抚摩。

2.刮柄法 用拇指抵压在针尾上，然后用中指或食指的指甲由上向下（或由下向上）轻刮针柄。或用拇指、中指捏住刺针柄的尾部，持不进不退的状态，用食指自下而上或来回刮动针柄。

3.弹柄法 以拇指压在食指（或中指）顶端，拇指在前，食指在后，呈待发之弩状，将食指弹出碰击针柄，使针体发生轻微的振动。

4.搓柄法 用右手拇、食、中三指持住针柄，如搓线状地将针单方向捻转 2～3 周或 5～7 周，以针下沉紧、有肌肉缠着感为度。搓针的角度一般不做硬性规定，应根据原有针感强度和针体与组织缠绕的程度而定。当搓到出现紧感时，针感开始增强；当针柄搓不动时，针感最强。

5.摇柄法 刺入腧穴一定的深度后，手执针柄，如摇井上辘轳般地画圆摇动，或如行船摇橹似的左右摇动。摇柄法主要针对实热证患者及感应传导较差者使用，有泻实清热的作用。

6.震颤法 进针后用手指以小幅度、高频率来轻微颤动针身，使其催气、行气的一种辅助手法。操作时，用右手拇、食二指夹持针身，轻轻地上下进退、搓捻摇动针柄。即如手颤般地做小幅度、快频率的提插捻转动作，使针身产生轻微的震颤。

五、针刺得气

毫针刺入机体后，往往会产生一些特殊的"感应"，如感觉酸、麻、胀、重等，就是"针刺得气"。这些感应实际上都是经气运行的反应，不但患者能根据自己的感受体会出来，医生也可以通过手下的感觉体察出来。

针刺后出现得气现象或传导感应，说明人体经络已经通畅，气血得到调和，脏腑功能也得到了调整，达到了阴平阳秘的状态，所以针刺得气是取得疗效的必要前提。只有针刺得气，才会取得治疗上的效果，"得气"是临证施术时不可缺少的最起码的要求。

《金针赋》中说"气速效速，气迟效迟"，这是因为针刺所得之气是人体正气、真气的反映，得气的快慢能够测知机体正气的盛衰，从而对疗效的快慢有一个大致的了解。一般来说，得气迅速多是人体正气充沛、经气旺盛的表现，正气足，机体反应快，收效相应也较快，病易于痊愈；经气迟迟不至者，多是人体正气虚弱、经气衰退的表现，正气虚，机体反应迟缓，收效也相对缓慢，病不易向愈。正如《针灸大成》所说："针若得气来速，则病易痊，而效亦速也；气若来迟，则病难愈，而有不治之忧。"如果针刺后反复施用手法而患者始终无感应，则收效极为困难。

针刺得气的快慢，不仅直接关系到治疗效果的好坏，而且可以借此观测疾病的预后，判断好转或恶化的趋向。

六、常用针刺单式补泻手法

1. 捻转补泻法　单纯的捻转针体的补泻法，主要依据捻转角度的大小、用力的轻重、频率的快慢、操作时间的长短而区分。其具体操作是，针刺得气后，捻转角度小、用力轻、频率慢、操作时间短者，为针刺补法；针刺得气后，捻转角度大、用力重、频率快、操作时间长者，为针刺泻法。除了单纯的捻针用力外，根据针体左右捻转的方向来分补泻，也是一种常见的方法。其操作是，左转时角度大、用力重者，可顺人体生发之阳气而为补法；右转时角度大、用力重者，可逆经脉从而牵掣气血则为泻法。

2. 提插补泻法　提插补泻法的中心内容在提插针体的"力量"上，作为补泻手法的提插动作，是以针体由腧穴浅层急插至深层为主，或是由腧穴深层急提至浅层为主，两者之间有所区别，从而达到补虚或泻实的目的。补法是针刺得气后，将针先浅后深地上下提插，此时应重插轻提，使下插的力量明显大于上提的力量。同时提插的幅度小、频率慢。这样，在被针刺的腧穴及其经络线上有酸胀发困的压重感、胀感、充实感，以达到"补"的目的。泻法是针刺得气后，将针先深后浅地上下提插，此时应轻插重提，使上提的力量明显大于下插的力量。同时，提插的幅度大、频率快。这样，在被针刺的腧穴及其经络线上出现酸软、空困的针感，有抽去和削减的不适感，以达到"泻"的目的。

3. 徐疾补泻法　徐疾补泻法的中心内容在"速度"上。其具体操作方法是，使用补法时，先在穴位浅部候气，得气后将针缓慢地向内刺入一定深度，出针时不过分捻转而疾速提至皮下；使用泻法时，进针要快，一次就进到应刺的深度候气，得气后应引气向外，缓慢捻转，分层退针，直至皮下。

4. 迎随补泻法　迎随补泻主要依据人体经脉循行的逆顺而区分。其具体操作方法是，进针时针尖顺着经脉循行方向刺入的，为"随而济之"，可以推动气血的运行而扶正气，此为补法；进针时针尖逆着经脉循行方向刺入的，为"迎而夺之"，可以牵制气血的运行而泻邪气，此为泻法。

5. 呼吸补泻法　呼吸补泻主要是患者在呼气与吸气时，根据进针、出针的不同来分补泻。其具体操作方法是，在呼气时将针刺入穴位，针刺得气后，在患者吸气将尽时把针提出，此为补法；在吸气时将针刺入穴位，针刺得气后，在患者呼气将尽时把针提出，此为泻法。

6. 开阖补泻法　开阖补泻法主要用于出针时的补泻，中心内容是在出针后是否闭按针孔。其具体操作方法是，出针后，在穴位上迅速加以揉按，使针孔闭合，穴闭气存，经气不致外泄，此为补法；出针后摇大针孔，不加揉按，使针孔开大，令邪气外散，此为泻法。

7. 平补平泻法　平补平泻法没有固定的运针操作形式，它的具体方法是，针刺得气后，不快不慢、均匀地提插捻转，使患者产生一定的针刺感应，既不感到针感太重，又不觉得太轻，以患者没有任何不适的感觉为宜。

七、留针与出针

留针与出针也是毫针刺法中的主要内容。在针刺得气以后，可以根据病情需要，将针留置在穴内或取出体外，前者称为"留针"，后者称为"出针"。留针与出针两法，在针刺施术过程中可以加强针感，协助针刺补泻，是提高针刺疗效的又一个重要方法，其作用不可忽视。

一般的疾病，只要针下得气或施以适当的补泻手法，可以留针半小时左右。对于外感热病初期的弛缓性瘫痪、某些气滞性神经肌肉痛等，有针感后即可起针，不予久留。而对于一些疼痛、痉挛性的疾病及外科急腹症，在需要较长时间持续性刺激的情况下，留针时间可以适当延长，必要时可留针数小时之久。

出针应当按照先后顺序进行，一般是"先上后下，先内后外"，也就是说，先取上部的针，后取下部的针；先取医生一侧的针，后取另一侧的针。出针的基本要求是减少疼痛、防止出血、消除针刺后的不适感，不论是快速出针还是缓慢出针，都应用力轻巧、均匀、柔和。

八、针刺异常情况的处理及预防

（一）晕针

【原因】患者体质虚弱，精神紧张，或疲劳、饥饿、大汗、大泻、大出血之后，或体位不当，或医者在针刺时手法过重。

【症状】针刺过程中突发头晕目眩，面色苍白，恶心欲吐，多汗，心慌，四肢发冷，血压下降，脉象沉细，或神志昏迷，仆倒在地，唇甲青紫，二便失禁，脉微细欲绝。

【处理】立即起针。患者平卧，头低足略高，轻者仰卧片刻，饮温开水或糖水后，即可恢复正常。重者在上述处理基础上，可刺人中、素髎、内关、足三里，灸百会、气海、关元等穴，即可恢复；若仍不省人事，呼吸细微、脉细弱者，可考虑配合其他治疗或采用急救措施。

【预防】初次针刺治疗或精神过度紧张、身体虚弱者，应先做好解释，消除对针刺的顾虑；最好采用卧位，选穴宜少，手法要轻；若饥饿、疲劳、大渴时，应令进食、休息、饮水后少许再予针刺；医者在针刺治疗过程中，要精神专一，随时注意观察患者的神色，询问患者的感觉，一旦有不适等晕针先兆，应及早采取处理措施，防患于未然。

（二）滞针

【原因】患者精神紧张，针刺入腧穴后，局部肌肉强烈收缩；或行针手法不当，向单一方向捻针太过，或留针时间过长。

【症状】针在体内，捻转不动，提插、出针均感困难，若勉强捻转、提插时，则患者痛不可忍。

【处理】若患者精神紧张，局部肌肉过度收缩时，可稍延长留针时间，或于滞针腧穴附近进行循按或叩弹针柄，或在附近再刺一针，以宣散气血，缓解肌肉的紧张；若行针不当，或单向捻针而致滞针者，可向相反方向将针捻回，并用刮柄、弹柄法，使缠绕的肌纤维回释，即可消除。

【预防】消除患者精神紧张，注意行针的操作手法和避免单向捻转。若用搓法时，应注意与提插法的配合，则可避免肌纤维缠绕针身而防止滞针的发生。

（三）弯针

【原因】医生进针手法不熟练，用力过猛、过速，以致针尖碰到坚硬的组织器官，或患者在针刺或留针时移动体位，或针柄受到某种外力压迫、碰击等。

【症状】针柄改变了进针或刺入留针时的方向和角度，提插、捻转及出针均感困难，患者感到疼痛。

【处理】弯针后不得再行提插、捻转等手法。如针柄轻微弯曲，应慢慢将针起出；若弯曲角度过大时，应顺着弯曲方向将针起出。若由患者移动体位所致，应使患者慢慢恢复原来的体位，局部肌肉放松后，再将针缓缓起出。切忌强行拔针，以免将针体折断，留在体内。

【预防】进针手法要熟练，指力要均匀，避免进针过速、过猛。选择适当体位，在留针过程中，嘱患者不要随意更换体位，注意保护针刺部位，针柄不得受外物硬碰和压迫。

（四）断针

【原因】针具质量欠佳，针身或针根有损伤剥蚀，针刺前失于检查；针刺时将针身全部刺入腧穴内，行针时强力提插、捻转，肌肉猛烈收缩；留针时患者随意变更体位，或未能对弯针、滞针进行及时正确处理等。

【症状】行针时或出针后发现针身折断，其断端部分针身尚露于皮肤外，或断端全部没入皮肤之下。

【处理】医者要从容镇静，嘱患者切勿更换原有体位，以防断针向肌肉深层陷入。若残端部分针身显露于体外时，可用手指或镊子将针起出；若断端与皮肤相平或稍凹陷于体内者，可用左手拇、食二指垂直向下挤压针孔两旁，使断针暴露体外，右手持镊子将针取出；若断针完全深入皮下或肌肉深层时，应在X线下定位，手术取出。

【预防】认真仔细检查针具，对不符合质量要求的针具应剔除不用；避免过猛、过强地行针；行针或留针时，嘱患者不要随意更换体位；针刺时不宜将针身全部刺入腧穴，应留部分针身在体外，以便于针根折断时取针；在进针、行针过程中，如发现弯针时，应立即出针，切不可强行刺入、行针；对于滞针等亦要及时、正确地处理，不可强行硬拔。

（五）血肿

【原因】针尖弯曲带钩，使皮肉受损，或刺伤血管所致。

【症状】出针后，针刺部位肿胀疼痛，继则皮肤呈现青紫色。

【处理】若有微量的皮下出血而局部小块青紫时，一般不必处理，可以自行消退。若局部肿胀疼痛较剧，青紫面积大而且影响到活动功能时，可先做冷敷止血后，再做热敷或在局部轻轻揉按，以促使局部瘀血消散吸收。

【预防】仔细检查针具，熟悉人体解剖部位，避开血管针刺，出针时立即用消毒棉球揉压针孔。

九、针刺注意事项

（1）患者饥饿、疲劳、精神紧张时不宜针刺。

（2）女性怀孕期间不宜针刺腹部、腰骶部腧穴，以及三阴交、合谷、昆仑、至阴、肩井等穴。

（3）有自发出血或损伤后出血不止者不宜针刺；皮肤感染、溃疡、瘢痕等部位均不宜针刺。

（4）胸、胁、背部腧穴，眼睛周围腧穴及项部腧穴，针刺时应注意角度、方向及深度等。

第五节　灸　法

扫码看艾灸疗法

施灸的方法虽然不同，使用的材料也有多种，但目前仍然以艾灸法为主。艾灸法又有艾炷灸、艾条灸、温针灸、温灸器灸多种。艾炷灸应用最早，是灸法的主体部分；艾条灸则是后来改进的一种灸疗法，现在临床最常用；温针灸是将艾灸与针刺结合起来使用的方法；温灸器灸则是借助各种器具来施灸的，目前已越来越多地得到应用。

一、艾炷灸

艾炷的大小不等，古代对艾炷的大小的描述，多用其他物品相比较，如麦粒大、苍耳子大、莲子大、枣核大等，根据患者体质、病情和施术部位随机选用。艾炷灸分为直接灸和间接灸两种操作形式。

1. 直接灸 将艾炷直接放在皮肤上施灸，中间不加垫任何间隔物，又称"明灸""着肤灸"。根据它对皮肤刺激程度的不同，又分为两种，一是瘢痕灸，一是无瘢痕灸。

（1）瘢痕灸：因其施灸时需将皮肤烧伤，使其化脓，愈后会留有瘢痕而名。

（2）无瘢痕灸：虽然也是直接灸，但临床施用时仅以温烫为主，施灸后皮肤不起疱；即使起疱，亦不致诱发灸疮，灸后无瘢痕。

2. 间接灸 也叫"隔物灸"，是用药物将艾炷和施灸处的皮肤隔开的一种灸治方法。现在临床上常用的有隔姜灸、隔蒜灸、隔盐灸、隔附子饼灸几种。

（1）隔姜灸：是在艾炷与皮肤之间隔一个姜片进行施灸的方法。这是目前临床上最常用的一种间接灸法，它使用方便，容易掌握，患者感到舒适而无痛苦，一般不会引起烫伤，并可以根据病情反复施灸。现代又发展出用生姜打末，铺成2～5cm厚的姜泥，上面用艾炷点燃进行隔物灸，又称铺灸。

（2）隔蒜灸：是在艾炷与皮肤之间隔蒜片或蒜泥进行施灸的方法。这种方法在过去应用很广泛，对瘰疬、疮疡、痈疖有较好的效果。

（3）隔盐灸：仅适用于脐部，其他部位一般不用，故又称为"神阙灸"。

（4）隔附子饼灸：是将附子饼置于皮肤上施灸的一种方法，属于隔药饼灸法的一种。它火力较为温和，药物的作用能直透肌肤深处，使人有舒快感觉。

二、艾条灸

艾条又称艾卷，即将艾绒用纸卷成条状。艾条分为单纯艾条与加药艾条两种。艾条灸是在施灸部位上熏灼的一种灸治方法。艾条灸和艾炷灸都是以点燃后释放出的温热作用作为治疗手段，因此两者在性能上是相似的，其适应范围也基本相同，只不过操作形式不同。艾条灸的操作形式，最主要的是"悬起灸"，即艾条悬于施灸部位之上熏灼，艾条与皮肤之间有一定的距离，使皮肤有温热感而又不至于被烫伤。操作上有温和灸、雀啄灸和回旋灸三种方法。

1. 温和灸 是最常用的方法，施灸时将艾条的一端点燃，燃端先靠近皮肤穴位，这样可以使穴位很快温热起来，然后将艾条慢慢地向上提，距离皮肤3～4cm，即保持这个距离不再变动，患者可以得到持续的灸感。

2. 雀啄灸 施灸时将艾条燃端对准皮肤穴位，但艾条燃端与皮肤穴位表面并不固定距离，而是一上一下，像麻雀啄食般地起落移动。

3. 回旋灸 是将点燃的艾条接近施灸部位平行往复回旋熏灸的方法，要求在产生适宜的温度和感应后，保持距离不再变动，但位置并不固定，而是均匀地左右移动，或反复地做回旋施灸，既使温感能够连续刺激，也使熏灸的面积不断扩大。

三、温针灸

温针灸是一种针刺与艾灸结合应用的方法，又名"传热灸""烧针尾"。此法有一举两得之妙，既可达到留针目的，又能加热于针柄，借针体而传入深部，特别适合于一些既需要针刺，又需要施灸的病症。为了方便使用，现多用艾条截成一小段，大段长约3cm，中段长约2cm，小段长约1cm，每段相当于1壮，中间用火柴棍穿一小眼，插在针柄上即可。点燃艾炷或艾条时，必须从其下端的周边点燃，让其慢慢自燃。待艾绒或艾条完全燃烧完，稍停片刻，冷却后除去灰烬，方可将针取出。

扫码看温针灸

第六节　三棱针刺血疗法

三棱针古称"锋针"，是一种柄粗而圆、针尖锋利的针具，常用来刺破人体的一定穴位或浅表血络，放出少量血液，以达治疗疾病的目的。三棱针刺血法又称为"刺血络""刺络"，现在称为放血疗法。临床可用采血针注射针头代替三棱针行点刺放血治疗。三棱针刺血法一般分为点刺法、散刺法、刺络法、挑刺法。点刺法是临床较为常用的方法。

扫码看三棱针
刺血疗法

点刺法操作方法：①在预定的针刺部位上下推按，使血液积聚于针刺部位；②消毒医者双手和点刺部位；③右手持针，针尖露出 3 ~ 5mm，对准已消毒的部位，迅速刺入，随即出针；④轻轻挤压针孔周围，使出血少许，然后用干消毒棉球按压针孔。

第七节　耳压疗法

耳压疗法是指使用丸状物贴压耳穴以防治疾病的一种方法。耳压疗法常用于治疗各种疼痛性疾病如偏头痛、三叉神经痛、坐骨神经痛等；炎症性疾病如中耳炎、牙周炎、咽喉炎、风湿性关节炎、面神经炎等；功能紊乱性病症如肠功能紊乱、神经衰弱、癔症等；变态反

扫码看耳压疗法

应性疾病如过敏性鼻炎、哮喘、过敏性结肠炎、荨麻疹等。

（一）耳穴探查，选择耳穴穴位

人体某部位出现病理改变时，往往会在耳郭上的一定部位出现某种阳性反应，如压痛、丘疹、脱屑、血管充盈等。与疾病相关的耳穴区包括：

1. 与疾病部位相关的耳穴区　如胃病反应在胃穴、目病在眼穴、肩痹在肩关节穴等。

2. 与中医证候相关的耳穴区　如骨痹、耳鸣等，因肾主骨、开窍于耳，故反应在肾穴；偏头痛属足少阳胆经的循行部位，故反应在胆穴。

3. 与现代医学理论相关的耳穴区　如月经不调反应在内分泌穴，消化道溃疡反应在皮质下、交感穴等。

望诊观察到的阳性反应区是指在自然光线下，用肉眼观察耳穴部有无变形、变色、丘疹、脱屑、结节、充血、凹陷、水疱等阳性反应。

临床上需要结合耳穴探查的结果和疾病辨证选择治疗的穴位。

（二）基本操作方法

用圆钝的金属或木质探头端，采用压痛法，以轻、慢而均匀的压力对疾病相关的耳穴区及望诊观察到的阳性反应区进行探查，患者感到受压处明显疼痛时的位置即是阳性反应点。在耳穴刺激点处用压豆或埋豆法，即用王不留行子、磁珠、莱菔子、磁片等贴于 0.5cm×0.5cm 大小的透气胶布中间，医者用镊子夹持之，贴敷于耳穴，并适当按压贴固，以耳穴发热、胀痛为宜。可留置 2 ～ 4 天，其间可嘱患者每日自行按压 2 ～ 3 次。

第八节　拔罐疗法

扫码看拔罐疗法

罐的种类有很多，临床现在多常用玻璃罐。拔罐方法有很多，临床常用闪火法，其操作方法是：用镊子夹 95% 的酒精棉球，点燃后在罐内绕 1 ～ 3 圈再抽出，并迅速将罐子扣在应拔的部位上。这种方法比较安全，是常用的拔罐方法。同时也采取闪罐、走罐等。但需注意的是点燃的酒精棉球切勿将罐口烧热，以免烫伤皮肤。

扫码看
刺血拔罐疗法

刺络（血）拔罐：此法是在应拔罐部位的皮肤消毒后，用三棱针（或采血针）点刺出血或用皮肤针叩刺，然后将火罐吸拔于点刺的部位上，使之出血，以加强刺血治疗的作用。一般针刺后拔罐留置10 ～ 15分钟。

第九节　刮痧疗法

扫码看刮痧疗法

刮痧是用刮痧板蘸刮痧油反复刮动，摩擦患者某处皮肤，以治疗疾病的一种方法。

（一）工具选择

刮痧板是临床首选的刮痧工具。刮痧板以天然水牛角为材料制成，形状多为长方形，边缘钝圆，对人体肌表无毒性刺激和化学不良反应。而且水牛角本身是一种中药，具有清热凉血、泻火解毒、定惊的作用。

除专用刮痧板外，民间常用一些边缘圆滑的生活用具来刮痧，如光滑的铜钱、铜勺柄、瓷汤匙及其他陶瓷制品等。

刮痧之前，为了防止划破皮肤，务必在皮肤表面涂一层润滑剂，首选的是由天然中药经科学配方和科学方法提炼加工而成的刮痧专用油剂；也可就地取材，用香油、色拉油等作为皮肤润滑剂。

（二）操作方法

1.操作方法　先将准备刮痧的部位擦净，在刮痧板的边缘蘸上刮痧油或按摩油，用手掌握着刮痧板，治疗时刮板厚的一面对手掌，保健时刮板薄的一面对手掌，确定部位后进行刮痧。刮痧要顺一个方向刮，不要来回刮，力量要均匀合适，不要忽轻忽重。

2.刮拭方向　颈、背、腹、上肢、下肢部从上向下刮拭，胸部从内向外刮拭。

3.刮痧时间　用较重刺激手法进行刮痧，每个部位一般要刮3 ～ 5分钟。用轻刺激手法，每个部位刮拭时间为5 ～ 10分钟。对于保健刮痧，无严格的时间限制，以自我感觉满意、舒服为原则。

（三）注意事项

（1）注意室内保暖，尤其是在冬季应避免室内寒冷或刮痧部位对着风口。夏季刮痧时，应避免风扇直接吹刮拭部位。

（2）刮痧出痧后1小时以内忌洗澡。

（3）前一次刮痧部位的痧斑未退之前，不宜在原处再次刮拭出痧。再次刮痧时间需间隔3 ～ 6天，以皮肤上痧退为标准。

（4）刮痧出痧后最好饮一杯温开水（最好为淡糖盐水），并休息 15 ~ 20 分钟。

（四）适应证

感冒、发热、头痛、中暑、哮喘、心绞痛、颈椎病、高血压、神经性头痛、肩周炎、坐骨神经痛、乳腺增生、小儿消化不良等疾病。

（五）禁忌证

有严重心脑血管疾病、肝肾功能不全、全身浮肿者禁用刮痧疗法；凡体表有疖肿、破溃、疮痈、斑疹和不明原因包块处禁止刮痧；急性扭伤、创伤的疼痛部位或骨折部位禁止刮痧；接触性皮肤病传染者禁止刮痧；有出血倾向者，如糖尿病晚期、严重贫血、白血病、再生障碍性贫血和血小板减少患者不可行刮痧疗法。

孕妇的腹部、腰骶部禁用刮痧疗法；过度饥饱、过度疲劳、醉酒者不可接受重力、大面积刮痧；眼睛、口唇、舌体、耳孔、鼻孔、乳头、肚脐等部位禁止刮痧；精神病患者禁用刮痧法，因为刮痧会刺激这类患者发病。

第十节　穴位贴敷疗法

扫码看
穴位贴敷疗法

穴位贴敷疗法是指在某些穴位上贴敷药物，通过药物和腧穴的共同作用，以防治疾病的一种外治方法。其中某些带有刺激性的药物（如毛茛、斑蝥、白芥子、甘遂、蓖麻子等）捣烂或研末，贴敷穴位，可以引起局部发疱化脓如"灸疮"，则又称为"天灸"或"自灸"，现代也称发疱疗法。

穴位贴敷疗法既有穴位刺激的作用，又通过皮肤组织对药物有效成分的吸收，发挥明显的药理效应，因而具有双重治疗作用。药物经皮肤吸收，极少通过肝脏代谢，也不经过消化道，使药物保持更多的有效成分，发挥更好的治疗作用。此外，本法避免了口服药物对胃肠的刺激而产生的不良反应，可以弥补中药内服的不足。除极少数有毒药物外，本法一般无危险性和毒副作用，使用较为安全方便，对于老年体弱者、药入即吐者尤为适宜。穴位贴敷法与现代医学的"透皮给药系统"有相似之处，随着现代医学透皮给药系统研究的不断深入，中药透皮治疗与经络腧穴相结合将为中医外治法开拓广阔的应用前景。

（一）贴敷药物

凡是临床上有效的汤剂、丸剂，一般都可以熬膏或研末用作穴位贴敷。

（1）使用通经走窜、开窍活络之品，常用的药物有冰片、麝香、丁香、花椒、白芥子、乳香、没药、肉桂、细辛、白芷、姜、葱、蒜等。

（2）多选气味醇厚，甚或力猛有毒之品，如生南星、生半夏、生川乌、生草乌、巴豆、斑蝥、蓖麻子、大戟等药物。

（3）常用溶剂有水、白酒或黄酒、醋、姜汁、蜂蜜、蛋清、凡士林等。此外，还可针对病情应用药物的浸剂作溶剂。

（二）选穴处方

穴位贴敷法是以经络腧穴理论为基础，通过辨证选取贴敷的腧穴，取穴力求少而精，一般根据以下几点来选择腧穴。

1. 选择病变局部的腧穴以贴敷药物　如贴敷犊鼻穴治疗膝关节炎。

2. 选用阿是穴以贴敷药物　如取病变局部压痛点贴敷药物。

3. 选用经验穴以贴敷药物　如吴茱萸贴敷涌泉穴治疗小儿流涎，威灵仙贴敷身柱穴治疗百日咳等。

4. 选用常用腧穴以贴敷药物　如神阙穴、涌泉穴、膏肓穴等。

（三）贴敷方法

根据所选腧穴，采取适当体位，使药物能贴敷稳妥。贴敷药物之前，定准穴位，用温水将局部洗净，或用酒精棉球擦净，然后敷药。也可使用助渗剂，在敷药前先在穴位上涂以助渗剂或将助渗剂与药物调和后再贴敷。对于所敷之药，无论是何种剂型，均应将其固定好，以免移位或脱落，可直接用胶布固定，也可先将纱布或油纸覆盖其上，再用胶布固定。目前有专供贴敷穴位的特制敷料，使用、固定都很方便。

如需换药，可用消毒干棉球蘸温水或植物油、石蜡液，轻轻擦去粘在皮肤上的药物，擦干后再敷药。一般情况下，刺激性小的药物，每隔 1～3 天换药一次；不需溶剂调和的药物，还可适当延长到 5～7 天换药一次；刺激性大的药物，应视患者的反应和发疱程度确定贴敷时间，数分钟至数小时不等，如需再贴敷，应待局部皮肤基本恢复正常后再敷药，或改用其他有效穴位交替贴敷。对于贴敷部位起水疱者，小的水疱一般不需特殊处理，让其自然吸收；大的水疱应以消毒针具挑破其底部，排尽液体，消毒，以防止感染；破溃的水疱应在消毒之后，外用无菌纱布覆盖，以防止感染。

第十一节　常用推拿手法

扫码看推拿疗法

推拿治疗的主要手段是手法，手法在推拿治疗中起着关键的作用。手法规范、熟练、适当，并与其操作的方向、频率的快慢、用力的轻重、手法刺激的性质与治疗的部位、穴位及具体病情、患者体质强弱等相结合，就能发挥推拿手法调整脏腑、疏通经络、行气活血、理筋整复等作用。

一、一指禅推法

【动作要领】

术者用大拇指指端、螺纹面或偏锋着力于一定的部位或穴位上，腕部放松，沉肩、垂肘、悬腕，肘关节略低于手腕，以肘部为支点，前臂做主动摆动。带动腕部摆动和拇指关节做屈伸活动。腕部摆动时，尺侧要低于桡侧，使产生的"力"持续地作用于治疗部位上。压力、频率、摆动幅度要相对一致，动作要灵活。手法频率为每分钟120～160次。

操作时，手握空拳，上肢肌肉放松，拇指端自然着力，不可用蛮力下压，拇指要盖住拳眼。在拇指端或拇指螺纹面能吸定的基础上，再练习在腕部摆动时，拇指端做缓慢直线往返移动，即所谓紧推慢移。

【临床应用】

本法接触面积较小，但渗透度大，可适用于全身各部穴位。临床常用于头面、胸腹及四肢等处。头痛、胃痛、腹痛及关节筋骨酸痛等疾患常用本法治疗。具有舒筋活络、调和营卫、祛瘀消积、健脾和胃的功能。

二、滚法

【动作要领】

术者手指自然弯曲，用第5掌指关节背侧吸定于治疗部位或穴位，肩关节放松，以肘关节为支点，前臂做主动摆动，带动腕关节的屈伸以及前臂的旋转运动，以第3、4、5掌指关节为轴，以手掌小鱼际侧为轴，两轴相交形成手掌背三角区，使之在治疗部位上做持续不断的来回滚动，产生功力。

术者肩关节放松，并前屈、外展，使上臂肘部与胸壁相隔约15cm，过近、过远均不利于手法操作与用力。肘关节屈曲，呈120°～150°，角度过大不利于前臂的旋转运动；角度过小则不利于腕关节的屈伸运动，同时不能使㨰法的力量有效地发挥。腕关节放松，伸屈幅度要大，手背滚动幅度控制在120°左右，腕关节屈80°～90°，伸30°～40°。第5掌指关节背侧要吸定，小鱼际及手掌背侧要吸附于治疗部位，不可拖动、跳动与滑动。㨰法的压力，摆动的幅度、速度均要相对一致，不可忽快忽慢，时轻时重，动作要协调而有节律性。手指要自然弯曲，指掌部均应放松，指掌不宜过于伸直、紧张，使掌背成平面而影响手法的滚动，手指也不宜用力过度弯曲，而导致腕关节紧张，因此限制了滚动的幅度。频率为每分钟120～160次。操作时要注意肩、臂尽可能放松，肘关节微屈（约120°）。

【临床应用】

本法压力大，接触面也较大，适用于肩背、腰臀及四肢等肌肉较丰厚的部位。风湿疼痛、麻木不仁、肢体瘫痪、运动功能障碍等疾患常用本法治疗。具有舒筋活血，滑利关节，缓解肌肉、韧带痉挛，增强肌肉、韧带活动能力，促进血液循环及消除肌肉疲劳等作用。

三、揉法

【动作要领】

揉法分掌揉和指揉两种。

掌揉法是用手掌大鱼际或掌根吸定于一定部位或穴位上，腕部放松，以肘部为支点，前臂做主动摆动，带动腕部做轻柔缓和的摆动。

指揉法是用手指螺纹面吸定于一定的部位或穴位上，腕部放松，以肘部为支点，前臂做主动摆动，带动腕和掌指做较轻柔缓和的摆动。

操作时压力要轻柔，动作要协调而有节律。一般速度为每分钟120～160次。

【临床应用】

本法轻柔缓和，刺激量小，适用于全身各部。常用于脘腹痛、胸闷胁痛、便秘、泄泻等肠胃疾患，以及外伤引起的红肿疼痛等症。具有宽胸理气、消积导滞、活血祛瘀、消肿止痛等作用。

四、摩法

【动作要领】

摩法分掌摩和指摩两种。

掌摩法是用掌面附着于一定部位上，以腕关节为中心，连同前臂做节律性的环旋运动。

指摩法是用食、中、无名指面附着于一定的部位上，以腕关节为中心，连同掌、指做节律性的环旋运动。

操作时肩、肘关节及手臂放松，肘关节微屈在 120° ~ 150°。腕关节放松，指掌关节自然伸直、并拢，指面或掌面要紧贴体表治疗部位，可做顺时针或逆时针方向转动。摩动时压力要均匀，动作要轻柔，一般指摩法操作时宜轻快，频率每分钟 120 次左右；掌摩法操作宜稍重缓，频率每分钟 100 次左右。

【临床应用】

本法刺激轻柔缓和，是胸腹、胁肋部常用手法。脘腹疼痛、食积胀满、气滞及胸胁迸伤（闪腰岔气）等病症常用本法治疗。具有和中理气、消积导滞、调节肠胃蠕动等作用。

五、擦法

【动作要领】

上肢放松，腕关节平伸，使前臂和手掌基本相平。着力部位要紧贴治疗部位，动作要稳。以肩肘关节屈伸，无论是上下摩擦还是左右摩擦，都必须是直线往返。动作均匀连续，来回往返距离要拉长。动作要有节奏，频率一般为每分钟 100 次左右。压力要均匀适中，运劲向前向后推动，一般以摩擦不使局部皮肤折叠为宜。压力过大，表皮过热，既容易擦破皮肤，又使热量不能渗透；压力过小，则又不易影响到组织深层。

本法操作时直接接触体表，故操作时必须在施术部位涂少许润滑剂（香油、冬青膏）或其他介质，既可保护皮肤，又可使热量渗透，提高治疗的效果。但若介质过多，影响手法操作，不易产生热量；若介质过少，起不到润滑作用，同样影响操作，故必须适量。

操作时，术者要保持呼吸自然，切忌屏气。

【临床应用】

本法产生的刺激柔和温热，具有温经通络、行气活血、消肿止痛、健脾和胃等作用。活血祛瘀作用尤显著。常用于治疗内脏虚损及气血功能失常的病症。掌擦法多用于胸胁及腹部；小鱼际擦法多用于肩背腰臀及下肢部；大鱼际擦法在胸腹、腰背、四肢等部均可运用。

本法使用时要注意：治疗部位要暴露，并涂适量的润滑油或配制药膏，既可防止擦破皮肤，又可通过药物的渗透以加强疗效。

六、推法

【动作要领】

推法是用指、掌或肘部着力于一定的部位上进行单方向的直线移动。推法有指推法、掌推法和肘推法三种。用指称指推法，用掌称掌推法，用肘称肘推法。

操作时肩及上肢放松，着力部位要紧贴体表的治疗部位。操作向下的压力要适中、均匀。压力过重，易引起皮肤折叠而破损。用力深沉平稳，呈直线移动，不可歪斜。推进的速度宜缓慢均匀，每分钟 50 次左右。临床应用时，常在施术部位涂抹少许介质，使皮肤有一定的润滑度，利于手法操作，防止皮肤破损。

【临床应用】

本法可在人体各部位使用。能增强肌肉兴奋性，促进血液循环，并有舒筋活络的作用。

七、搓法

【动作要领】

用双手掌面夹住一定的部位，相对用力做快速搓揉，同时做上下往返移动，称搓法。操作时双手用力要对称，搓动要快，移动要慢。

【临床应用】

本法适用于腰背、胁肋及四肢部，以上肢部最为常用，一般作为推拿治疗的结束手法。具有调和气血、舒筋通络的作用。

八、抹法

【动作要领】

用单手或双手拇指螺纹面紧贴皮肤，做上下或左右往返移动，称为抹法。操作时用力要轻而不浮，重而不滞。

【临床应用】

本法常用于头面及颈项部。头晕、头痛及颈项强痛等症常用本法做配合治疗。具有开窍镇静、醒脑明目等作用。

九、抖法

【动作要领】

肩关节放松，肘关节微屈，以前臂的轻微屈伸带动腕关节运动。术者需将患者肢体略微牵拉，用双手握住患者的上肢或下肢远端，用力做连续的小幅度的上下抖动。抖动幅度要小，频率要快，动作要有连续性和节奏感，每分钟 160 ～ 180 次。

【临床应用】

本法可用于四肢部，以上肢为常用。临床上常与搓法配合，作为治疗的结束手法。治疗作用与搓法相同。

十、振法

【动作要领】

以指或掌吸附于治疗部位，做频率密集的快速振颤动作的手法，称为振法。有掌振和指振两种。用手指着力称指振法，用手掌着力称掌振法。

操作时肩及上臂放松，肘关节微屈。用手指或手掌着力在体表，前臂和手部的肌肉强力地静止性用力，将力量集中于手掌或手指上，使被推拿的部位发生振动。操作时呼吸要自然放松。动作要连贯、持续，力量要集中于指端或手掌上。一般要求操作 3 分钟以上，频率要快，每分钟要求 300 ～ 400 次。振动的频率较高，着力稍重。

【临床应用】

本法一般常用单手操作，也可双手同时操作。适用于全身各部位和穴位。具有祛瘀消积、和中理气、消食导滞、调节肠胃功能等作用。

十一、点法

【动作要领】

点法有拇指点和屈指点两种。

拇指点是用拇指端点压体表。屈指点有两种：屈拇指，用拇指指间关节桡侧点压体表；屈食指，用食指近侧指间关节点压体表。

操作时方向要垂直，用力由轻至重。按而持续，或按有节奏。操作中切忌暴力，而应按压深沉，逐渐施力，再逐渐减力地反复施力，必要时可略加颤动，以增加其疗效。

本法与按法的区别是，点法作用面积小，刺激量更大。

【临床应用】

本法刺激性强，使用时要根据患者的具体情况和操作部位酌情用力。常用于肌肉较薄的骨缝处。对脘腹挛痛、腰腿痛等病症常用本法治疗。具有开通闭塞、活血止痛、调节脏腑功能的作用。

十二、按法

【动作要领】

用拇指指面或掌面按压一定的部位或穴位，逐渐用力深压，按而留之，称为按法。按法常与揉法结合应用，组成"按揉"复合手法。按法有指按法和掌按法两种。指面着力的称指按法，用掌着力的称掌按法。

按压方向要垂直，用力由轻至重。按而持续，或下按要有节奏。前臂用力，指按法操作时，手腕微屈。着力部位要紧贴体表，不能移动。操作中要按而留之，不宜突然松手。忌粗暴施术以及迅猛使力，使局部组织产生保护性肌紧张，手法力量不易透达组织深部，并造成组织损伤，给患者造成不必要的痛苦。掌按腰背部时，按压之力要足。在腹部按压时，力不宜过强，手掌要随患者呼吸而起伏。

【临床应用】

指按法适用于全身各部穴位，掌按法常用于腰背和腹部。本法具有放松肌肉、开通闭塞、活血止痛的作用。胃脘痛、头痛、肢体酸痛麻木等病症常用本法治疗。

十三、捏法

【动作要领】

捏法有三指捏和五指捏两种。

三指捏是用大拇指与食、中两指夹住肢体，相对用力挤压。五指捏是用大拇指与其余四指夹住肢体，相对用力挤压。

操作时手指微屈，用拇指和手指的指腹捏挤肌肤。捏挤的动作灵活，循序而行，均匀而有规律性。移动应顺着肌肉的外形轮廓循序向上或向下。不可以有跳动，要有连贯性和节律性。对外伤肿胀要注意慎用本法。

【临床应用】

本法适用于头部、颈项部、四肢及背脊部。具有舒筋通络、行气活血的作用。

十四、拿法

【动作要领】

捏而提起谓之拿。

操作时肩、肘、腕关节放松，动作灵活而柔和。手掌空虚，指腹贴紧患部，蓄劲于内，贯注于指，在一定的部位和穴位上进行节律性的提捏。不可用指端、不可爪甲内扣。用劲要由轻而重，不可突然用力，动作要缓和而有连贯性。拿法刺激较强，操作后继以搓揉手法，以缓和刺激。

【临床应用】

临床常配合其他手法用于颈项、肩部和四肢等部位。具有祛风散寒、开窍止痛、舒筋通络等作用。

十五、捻法

【动作要领】

用拇指螺纹面与食指螺纹面（食指桡侧面）相对捏住治疗部位，稍用力，做对称的快速捻搓动作，称为捻法。操作时动作要灵活、快速，用劲不可呆滞。

【临床应用】

本法一般适用于四肢小关节。具有理筋通络、滑利关节的作用。常配合其他手法治疗指（趾）间关节的酸痛、肿胀或屈伸不利等症。

十六、踩跷法

【动作要领】

用单足或双足踩踏一定部位，称踩跷法。

患者俯卧，在胸部和大腿部各垫 3～4 个枕头，使腰部腾空。术者双手扶住预先设置好的横木，以控制自身体重和踩踏时的力量，同时用脚踩踏患者腰部并做适当的弹跳动作，弹跳时足尖不要离开腰部。根据患者体质，可逐渐加重踩踏力量，加大弹跳幅度，同时嘱患者随着弹跳的起落调整呼吸，跳起时患者吸气，踩踏时患者呼气，切忌屏气。踩踏速度要均匀而有节奏。

【临床应用】

临床常用于腰椎间盘突出症的治疗。本法刺激量大，应用时必须谨慎，对体质虚弱者或脊椎骨质病变者均不可使用。

十七、拍法

【动作要领】

用虚掌拍打体表，称拍法。

术者手指自然并拢，掌指关节微屈，腕关节放松，运用前臂力量或腕力，使整个虚掌平衡而有节奏地拍打体表的治疗部位。动作要求平稳而有节奏，整个手掌同时接触治疗部位。腕关节放松，用力均匀。忌施暴力，特别是对老人及小儿。拍打背部时应在脊柱两侧，不应在肋骨两侧。呼气时拍打。拍打应顺肌纤维方向。对外伤性肿胀一般不拍打。

【临床应用】

本法适用于肩背、腰臀及下肢部。对风湿酸痛、局部感觉迟钝或肌肉痉挛等症常用本法配合其他手法治疗。具有舒筋活络、行气活血的作用。

十八、击法

【动作要领】

用拳背、掌根、掌侧小鱼际、指尖或用桑枝棒叩击体表，称为击法。

击法用劲要快速而短暂，垂直叩击体表，在叩击体表时不能有拖抽动作，速度要均匀而有节奏。腕关节要挺直，不能有屈伸动作。运用肘关节伸屈力量进行击打。动作宜轻快而有节奏。上下幅度要小，频率要快。指尖击法运用腕力进行叩击，腕关节放松。棒击法力量由轻到重，一个部位连续击打 3～5 下即可。不可用棒尖点击体表，而应使棒体大部分平衡地击打治疗部位。

施拳背叩击法时，注意整个拳背要均匀地接触治疗部位，切忌于关节突起处着落，以免引起局部疼痛及损伤。拳心击法操作时，整个拳心须紧贴治疗部位。拳眼击法操作时，用力应均匀，不宜过猛，要打而击之。掌击法叩击时，切忌击打骨骼突起部位，以免引起不必要的疼痛。侧击法操作时，着力宜虚不宜实，实证施重击法，虚证施轻击法。指尖击法操作时，腕关节伸屈幅度要小，频率略快。棒击法叩击时，用力要快速短暂，垂直叩击体表，不使冷棒。后脑、肾区部位，禁使棒击法。

【临床应用】

拳击法常用于腰背部；掌击法常用于头顶、腰臀及四肢部；侧击法常用于腰背及四肢部；指尖击法常用于头面、胸腹部；棒击法常用于头顶、腰背及四肢部。本法具有舒筋通络、调和气血的作用。对风湿痹痛、局部感觉迟钝、肌肉痉挛或头痛等症，常用本法配合治疗。

十九、弹法

【动作要领】

用一手指的指腹紧压住另一手的指甲，用力弹出，连续弹击治疗部位，称为弹法。操作时弹击力要均匀，每分钟弹击 120 ～ 160 次。

【临床应用】

本法可适用于全身各部，尤以头面、颈项部最为常用。具有舒筋通络、祛风散寒的作用。对项强、头痛等症，常用本法配合治疗。

二十、叩法

【动作要领】

术者双手五指屈曲握成空心拳，不要握紧，尤其第 4 ～ 5 指，依次屈曲减少，将空拳叩在患者体部，叩出空响而不痛，称为叩法。

操作时上肢放松，双手或单手握空拳。叩时上肢自高处落下，以肘带腕，以腕带拳，轻轻叩下。力量要均匀，可以较大，但以患者无痛为标准。（术者空拳接触患者面积越大，疼痛反应则越小。）一般叩力至肌层即可。上下左右进行交替，有节奏地叩在患部。与皮肤无摩擦。

【临床应用】

本法具有疏经通络、消除疲劳、振奋精神的功效。适用于肩背腰臀以及四肢等部位。临床上常配合揉法、拿法等方法，治疗腰背部以及四肢肌肉酸痛、麻木、知觉减退等病症。

二十一、啄法

【动作要领】

五指聚拢呈梅花状，运用腕力，啄击治疗部位的手法，如鸡啄米状，称为啄法。

操作时术者五指屈曲，拇指与其余四指的指端聚拢，呈梅花状，以诸指端为着力点，做伸屈腕关节运动，使指端垂直啄击治疗部位。本法可单手操作，也可双手操作。腕关节放松，动作轻巧、灵活，用力轻快，着力均匀。在头部操作，幅度小，频率快；在背部操作，则幅度大，频率慢。

【临床应用】

本法具有活血止痛、通经活络、开胸顺气、安神醒脑的功效。适用于头部及胸背部。常用于治疗头痛、头晕、失眠、神经衰弱、脑震荡后遗症、脑栓塞后遗症、颈背部肌肉酸痛和胸胁胀痛等。

二十二、背法

【动作要领】

将患者背起后对腰椎进行牵引和振动的方法，称为背法。

术者和患者背靠背站立，双足分开，与肩部等宽，术者用两肘部套住患者的肘弯部，然后弯腰屈膝，将患者反背起，使其双足离地，术者臀部抵住患者腰部，利用患者自身重力，牵伸患者腰部片刻，做左右摆动，使其下肢也随之做左右摆动（使错位的小关节和痉挛的肌肉得以松动）。然后术者屈膝挺臀，使膝抖动臀部，则患者腰部达到牵伸抖动的作用。

操作时注意术者臀部顶住患者腰部。左右摆动和屈膝挺臀动作要相互协调，按顺序操作，一气呵成。让患者头颈部靠住术者背部，呼吸自然。患者肌肉要放松，不可紧张、屏气。若患者身材高大，术者可站在踏板上操作，使患者两脚离地，以保证操作顺利进行。

【临床应用】

本法可使腰脊柱及其两侧伸肌过伸，促使扭错的小关节复位，并有助于缓解腰椎间盘突出症的症状。对腰部扭闪疼痛及腰椎间盘突出症等常用本法配合治疗。

二十三、摇法

【动作要领】

以患肢关节为轴心，使肢体做被动环转活动的手法，称为摇法。本法分颈项部、肩关节、髋关节、踝关节等多部位摇法。用于四肢关节及颈项、腰部等不适。

1.颈项部摇法 患者取坐位，颈项部放松。术者站于其背后或侧方，用一手扶住患者头顶稍后部，另一手托住其下颏部，双手向相反方向用力，使头部向左或向右缓缓转动。

2. 肩关节摇法 术者用一手扶住患者肩部，另一手握住其腕部或托住其肘部，做环转摇动。

（1）托肘摇肩法：患者取坐位，肩部放松，患肢自然屈肘。术者站于其患侧，上身略前倾，一手扶住患者肩关节上部，同时另一手托起患者肘部（使患者前臂搭于术者的前臂部），然后做缓慢的顺时针及逆时针方向的转动。

（2）握手摇肩法：患者取坐位，患肢自然放松、下垂。术者站于患者侧方，一手扶住患者的上臂，另一手握住患者的手腕部，而后做顺时针或逆时针方向的环转运动。

（3）大幅度摇肩法：患者取坐位，患肢放松，自然下垂。术者站成"弓"字步，站于患者侧方，术者一手轻握患者腕部，将患者上肢向前向上画圈抬起，待上举160°时以另一手接住患者腕部，向后向下继续画圈；待恢复原位时，再换回原握腕手。如此周而复始，术者两手上下交替，协同动作，连续不断。操作3～5圈为宜，又称为运肩法。

3. 肘关节摇法 患者取坐位或卧位，术者一手扶住患者肘部，另一手拉住患者腕部，而后做肘关节的环转运动。

4. 腕关节摇法 术者一手握住患肢腕关节的上端，另一手握住其手掌部，先做腕关节的拔伸，而后做腕关节顺时针或逆时针方向的环转摇动。

5. 掌指关节或指间关节摇法 术者一手握住患掌或患指的近端，另一手捏住患者手指，先做掌指关节拔伸或指间关节拔伸，而后做掌指关节或指间关节的顺时针方向及逆时针方向的环转摇动。

6. 腰部摇法 患者取坐位，腰部放松伸直。术者坐于其后或站于其后，用一手按住其腰部，另一手扶住患者对侧肩部，前臂按于颈项部，两手协同用力，对其腰部做缓慢的环转摇动。

7. 髋关节摇法 患者取仰卧位，患肢屈膝屈髋。术者站于患侧，一手扶住患者膝部，另一手握住其足跟部（或踝部），两手协同动作，使其髋关节屈曲至90°左右，然后做顺时针方向或逆时针方向的环转运动。

8. 膝关节摇法 患者取仰卧位，患肢屈膝屈髋。术者站于其侧方，一手扶住患者膝关节上方，另一手握住其小腿下端，两手协同用力，使膝关节屈曲至90°左右，然后做膝关节顺时针或逆时针方向的缓慢环转运动。

9. 踝关节摇法　患者取仰卧位或坐位，下肢伸直。术者站于患侧，一手托住其足跟，另一手握住其足趾部，稍用力牵引拔伸踝关节，并在此基础上做踝关节的环转运动。

【临床应用】

本法具有滑利关节、增强关节活动功能的作用。适用于关节强硬、屈伸不利等症。

二十四、扳法

【动作要领】

用双手向同一方向或相反方向用力，使关节伸展、屈曲或旋转的手法，称为扳法。

操作时术者要一手固定住患者关节的近端，另一手作用于其关节的远端，然后双手向相反方向或同一方向用力，使关节慢慢被动活动至有阻力时，再做一短促的、稍增大幅度的、有控制的、突发性的扳动。本法分颈项部扳法、胸背部扳法、腰部扳法。

1. 颈项部扳法　有颈项部斜扳法、旋转定位扳法两种。

（1）颈项部斜扳法：患者头部略向前屈。术者一手抵住患者头侧后部，另一手抵住其对侧下颌部，使患者头向一侧旋转，当旋转至最大限度时，两手同时用力做相反方向的扳动。

（2）旋转定位扳法：患者坐位，颈前屈到某一需要的角度后，术者在其背后，用一肘部托住其下颌部，手则扶住其枕部（向右扳则用右手，向左扳则用左手），另一手扶住患者肩部。托扶其头部的手用力，先做颈项部向上牵引，同时把患者头部向患侧旋转，当旋转至最大限度后，再做扳法。

2. 胸背部扳法　有扩胸牵引扳法、胸椎对抗复位法两种。

（1）扩胸牵引扳法：患者坐位，令其两手交叉扣住，置于项部。术者两手托住患者两肘部，并用一侧膝部顶住患者背部，嘱其自行俯仰，并配合深呼吸，做扩胸牵引扳动。

（2）胸椎对抗复位法：患者坐位，令其两手交叉扣住，置于项部。术者在其后面，用两手从患者腋部伸入其上臂之前、前臂之后，并握住其前臂下段，同时术者用一侧膝部顶住患部脊柱，嘱患者身体略向前倾，术者两手同时向后上方用力扳动。

3. 腰部扳法 有腰部斜扳法、腰部旋转扳法、腰部后伸扳法三种。

（1）腰部斜扳法：患者侧卧位，术者一手抵住患者肩前部，另一手抵住其臀部，或一手抵住患者肩后部，另一手抵住其髂前上棘部。将患者腰被动旋转，当旋转至最大限度后，两手同时用力向相反方向扳动。

（2）腰部旋转扳法：有两种操作方法。

1）直腰旋转扳法：患者坐位，术者站其一侧，用腿夹住患者一侧下肢，一手抵住其近术者侧的肩后部，另一手从患者另一侧腋下伸入抵住肩前部，两手同时用力向相反方向扳动。

2）弯腰旋转扳法：患者坐位，腰前屈到某一需要角度后，术者助手帮助固定患者下肢及骨盆。术者用一手拇指按住患者需扳动的脊椎棘突（向左旋转时用右手），另一手勾扶住其项背部（向左旋转时用左手），使其腰部在前屈位时再向患侧旋转，旋转至最大限度时，再向健侧侧弯方向扳动其腰部。

（3）腰部后伸扳法：患者俯卧位，术者一手托住患者两膝部，将其缓缓向上提起，另一手紧压在患者腰部患处，当腰后伸到最大限度时，两手同时用力向相反方向扳动。

本法操作时动作必须果断而快速，用力要稳，两手动作配合要协调，扳动幅度一般不能超过各关节的生理活动范围；忌强拉硬扳，急躁从事；扳法是一个有控制有限度的被动运动，要分阶段进行，即先使要扳动的关节极度伸展或旋转，在此基础上，再做一个突发性的、稍增大幅度的、有控制的扳动；操作时突发性扳动的动作要干脆利落，用力要短暂、迅速，发力要快，时机要准，力度适当，收力及时；不能强求关节的弹响声。在颈椎和腰椎应用扳法时，可闻及响声。但由于疾病性质不同，在实际操作中若不能获得这种响声，不要勉强从事，以免使用暴力、蛮力，给患者造成不必要的扭伤，带来不良后果。

【临床应用】

本法临床常和其他手法配合使用，起到相辅相成的作用。常用于脊柱及四肢关节。对关节错位或关节功能障碍等病症，常用本法治疗，有舒筋通络、滑利关节、纠正解剖位置失常等作用。

二十五、拔伸法

【动作要领】

拔伸即牵拉、牵引的意思。固定肢体或关节的一端，牵拉另一端的方法，称为拔伸法。操作时用力要均匀而持久，动作要缓和。

1. **头颈部拔伸法** 患者正坐，术者站在患者背后，将双手拇指顶在患者枕骨下方，掌根托住两侧下颌角的下方，并用两前臂压住患者两肩，两手用力向上，两前臂下压，同时向相反方向用力。

2. **肩关节拔伸法** 患者坐位，术者用双手握住患者腕或肘部，逐渐用力牵拉，嘱患者身体向另一侧倾斜（或有一助手帮助固定患者身体，与牵拉之力对抗）。

3. **腕关节拔伸法** 术者一手握住患者前臂下端，另一手握住其手部，两手同时向相反方向用力，逐渐牵拉。

4. **指间关节拔伸法** 用一手捏住患者被拔伸关节的近侧端，另一手捏住其远侧端，两手同时向相反方向用力牵引。

【临床应用】

本法常用于关节错位、伤筋等。对扭错的肌腱和移动的关节有整复作用。

二十六、复合类手法

复合类手法是指两种或两种以上的手法有机地结合到一起，进而构成另一种新的手法。临床上手法的使用常常不是单一手法的应用，应用最多的还是复合类手法。复合类手法可以充分发挥各种手法的优点，增强患者的适应性并加强疗效。

该类手法构成成分比较复杂，有的相结合到一起的两种手法成分均等，有的是以一种手法成分为主，另一种手法成分为辅，有的则是三种或多种手法的复合。因此，该类手法在操作上均有较大的难度，需在掌握单一手法的基础上反复练习才能掌握。

扫码看踝扭伤和腰扭伤的正骨特色疗法

临床常用的复合类手法主要有按揉法、弹拨法、推摩法、勾点法、扫散法、揉捏法和捏脊法等。

第十二节　小儿常用推拿方法

小儿的推拿手法强调轻柔深透，平稳着实，有频率快、次数多、用力轻的特点。小儿推拿的特定穴较多，而且与十四经穴、经外奇穴有区别，既有"点"状穴，又有"线"状和"面"状穴。小儿推拿主要适用于3岁以下小儿。

一、小儿推拿常用手法

（一）推法

推法应用时有直推法、旋推法、分推法和合推法四种。

1. 直推法　以拇指桡侧或指面，或食、中二指指面，在穴位上做直线推动。

2. 旋推法　以拇指指面在穴位上做顺时针方向的旋转推动。

3. 分推法　用两手拇指指面或桡侧，或食、中指指面，自穴位向两旁做分向推动，或做"八"形推动。分推法又称分法。

4. 合推法　又称合法。用两拇指螺纹面自穴位两旁向中间推动合拢，此法动作方向与分推法相反。

【动作要领】

（1）操作时上肢放松，肘关节自然屈曲。直推时拇指或食、中指指间各关节自然伸直，不要有意屈曲；旋推时拇指接触面用力要均匀，不要左右不稳。总之，主要是腕肘、肩关节和掌指关节活动要协调，方能达到轻柔着实的效果。

（2）直推和分推时必须要始终如一，呈直线单行方向；旋推时着力面要呈螺旋形。

（3）推动穴位时，动作需有节律性，用力均匀柔和，动作协调深透。

（4）操作频率为每分钟120～200次。

【临床应用】

（1）本法具有祛风散寒、清热止痛的双重功效，且能通经活络，广泛应用于小儿头面、上肢、胸腹、腰背和下肢部穴位中的"线"状和"面"状穴位。

（2）操作时，一般都辅以葱姜汁、酒精等介质，以防小儿被施推时皮肤破损，并能加强推拿手法的疗效。

（3）根据病情需要，注意掌握手法的方向、轻重、快慢，以求起到补泻作用，达到预期的疗效。

（4）推法是从摩法中演变而出，但比摩法、运法为重，而较揉法轻。旋推法与指摩法极为相似，但有区别，须严格分开；而分推法又不同于摩法。操作时需准确掌握运用。

（二）揉法

以中指或拇指指端，或掌根，或大鱼际，吸定于一定部位或穴位上，做顺时针或逆时针方向旋转揉动，称揉法。亦可分别称之为指揉、掌根揉、鱼际揉。

【动作要领】

（1）操作时，压力要均匀着实，动作宜轻柔而有节律性。

（2）指揉时，以腕关节和掌指关节屈伸旋转为主动运动；鱼际揉和掌揉时，则以腕关节的回旋活动为主动运动来带动前臂。肩和上臂宜放松，吸定于穴位而不在皮肤上摩擦，要使该处皮下组织随着揉动而逐步产生微热感。

（3）不同于旋推、摩法和运法，着力面用劲要大些。

（4）操作频率为每分钟160～200次。

【临床应用】

（1）本法能消肿止痛、祛风散热，又可调和气血、理气消积。

（2）指揉法常用于"点"状穴，操作时可配合使用润滑剂作为介质，既可保护患者皮肤，又可加强疗效。根据病情需要，可二指并揉或三指同揉。适用于全身各部位。主治脘腹胀满、便秘、泄泻等肠胃系统疾患，对急性软组织损伤疗效尤佳。

（3）鱼际揉和掌揉法用于"面"状穴。

（4）操作时，根据病情需要，掌握揉动时的顺时针、逆时针方向，以达到补泻的疗效。

（三）拿法

捏而提起谓之拿。用拇指与食、中指相对捏住某一部位或穴位，逐渐用力内收，并持续地进行揉捏动作，称拿法。拿法可单手进行，也可双手同时进行。

【动作要领】

（1）操作时，肩臂要放松，腕掌要自然蓄力，用拇指面着力。

（2）拿时，提拿揉捏动作要连绵不断，用力要由轻到重，再由重到轻。

【临床应用】

（1）拿法刺激较强。本法具有疏通经络、解表发汗、镇静止痛、开窍醒神的作用。临床上多用于急救和急性病症。常用于颈项、肩部和四肢穴位，治疗外感头痛、项强、四肢关节及肌肉酸痛。

（2）拿法是从按法演变而来，但与按法不同。按法是按之不动，而拿法是多指端相对用力而揉动。

（四）按法

以拇指或中指指端或掌根在选定的穴位上逐渐向下用力按压，一压一放地反复进行，称按法。用指压称指按法，用掌压称掌按法。

【动作要领】

（1）指按时，手握空拳状，上肢自然屈曲或放松，拇指或中指伸直，指端着力在穴位，逐渐向下施压。

（2）掌按时，腕关节微背屈，蓄力于掌，掌心或掌根向下施压。

（3）本法用力必须缓和渐进，切忌粗暴。本法常与揉法配合应用。

【临床应用】

（1）本法具有通经活络、开通闭塞、祛寒止痛的作用。

（2）指按法常用于"点"状穴，如屈中指指间关节，以指端叩击穴位，以指代针，亦称为指针法。此法适用于全身各部位和穴位。

（3）掌按法常用于"面"状穴。

（4）为了加强按法的效应，提高临床效果，按法常与揉法组合，形成按揉法，复合性手法一般都需要润滑剂。而按法单独使用时，不需加润滑剂。

（五）摩法

以手掌面或食、中、无名指指面附着于一定部位或穴位上，以腕关节连同前臂做顺时针或逆时针方向环形移动摩擦，称摩法。

【动作要领】

（1）肩臂放松，肘关节微屈，指掌着力时随腕关节主动屈伸、旋转，动作要协调。

（2）指掌在体表做环旋抚摩时，不要带动皮下组织。

（3）根据病情和体质，注意顺时针或逆时针方向掌摩，以达到预期的补泻疗效。

（4）用力柔和自然，速度均匀协调，压力要大小适当。

（5）操作频率为每分钟 120～160 次。

【临床应用】

（1）本法具有理气活血、消肿退热、消积导滞、温中健脾的作用。

（2）摩法是小儿推拿基本手法之一，常用于胸腹部"面"状穴。一般指摩适用于头面等部位，掌摩适用于胸腹胁肋等部位。摩法对肠胃疾患最为有效，对急性扭挫伤，可以用摩法消肿。

（3）本法与揉法有严格区别，轻而不浮，但不吸定体表穴位。它与旋推法和运法动作相似，较旋推法为轻，而比运法则重，主要是本法摩擦穴位面积较大。

（4）该手法操作时间较长。

（5）前人在使用摩法时，常配合药膏之类，故有膏摩之称。文献中有缓摩为补、急摩为泻之说。今人使用亦有参考顺时针或逆时针方向补或泻而用。

（六）运法

以拇指或中指指端在一定的穴位上往返做弧形或环形推动，称运法。

【动作要领】

（1）运法操作时指面一定要贴紧施术部位，宜轻不宜重，宜缓不宜急，是用指端在体表穴位上做旋转摩擦移动，不带动皮下组织。

（2）操作频率为每分钟80～120次。

【临床应用】

（1）本法能理气和血、舒筋活络，常用于小儿的头面及手部。

（2）运法是小儿推拿手法中最轻的一种，常用于"面"或"线"状穴，一般可配合使用润滑剂作为介质，也可用于"点"状穴。

（3）运法的方向常与补泻有关，使用时可视病情而定。

（4）手法操作较推法和摩法轻而缓慢。

（七）掐法

以拇指垂直用力，或用指甲重刺患儿某处或穴位，称掐法。

【动作要领】

（1）手握空拳，伸直拇指，指腹紧贴于食指桡侧。

（2）用拇指指甲逐渐用力，垂直掐压穴位，掐时缓缓用力，切忌爆发用力。

【临床应用】

（1）本法具有定惊醒神、通关开窍的作用，适用于头面部、手足部穴位，主治小儿急性惊症，如掐人中、掐十宣等。

（2）掐法是强刺激手法，可以指代针，常用于"点"状穴，是急救时常用的手法。

（3）应用时，可重刺激穴位，但次数少，一般可不用润滑剂，但注意不要掐破皮肤。掐后常在穴位上继用指揉法，缓解不适之感。

（八）捏法

捏法是以拇指桡侧缘顶住皮肤，食、中两指前按，三指同时用力提拿皮肤，双手交替捻动向前。或食指屈曲，用食指中节桡侧顶住皮肤，拇指前按，两指同时用力提拿皮肤，双手交替捻动向前。

【动作要领】

（1）拇、食二指或拇、食、中三指提拿皮肤，次数及用力大小要适当，且不可带有拧转。提拿皮肤过多，则手法不易捻动向前；提拿过少，则易滑脱停滞不前。

（2）操作时两手交替进行，不可间断，捻动须直线进行，不可歪斜。

（3）捏脊方向需根据病情，或由上而下，或由下而上。

【临床应用】

（1）本法具有调和阴阳、健脾和胃、疏通经络、行气活血、镇惊安神的作用。

（2）捏法俗称"翻皮肤"。主要用于背脊"线"状部位，因为能在脊背部治疗腑积等，故称为"捏脊疗法"，对腑积有显著疗效，又称为"捏积疗法"，治疗小儿积滞、疳积、厌食、腹泻、呕吐等症有特效。

（3）操作时，可捏三下提拿一下，称为"捏三提一法"，是临床上治疗小儿病症常用的方法。

（4）根据病情需要，在捏脊过程中，可以提拿膀胱经的有关腧穴，则可取得更为满意的疗效。

（九）搓法

以双手掌心夹住一定部位，相对交替用力做相反方向的来回快速搓动，同时做上下往返移动，称搓法。

【动作要领】

（1）操作时两掌相对用力，前后交替摩动。

（2）动作要协调、柔和、均匀，摩动快，由上向下移动缓慢，但不要间断。

【临床应用】

本法有疏经通络、行气活血、放松肌肉的作用，主要用于四肢、躯干和两胁肋部。

（十）摇法

用左手托扶关节近端，右手握住关节远端，做较大幅度转运或摇动，称为摇法。

【动作要领】

（1）操作时动作要缓和稳定，用力宜轻。

（2）摇动的方向和幅度需在生理许可的范围之内。

【临床应用】

摇法主要用于人体各关节处，有疏通经络、促使关节功能恢复的作用。

（十一）捻法

以拇、食指螺纹面捏住一定部位，做相对用力捻动，称为捻法。

【动作要领】

（1）沉肩、垂肘、腕端平。

（2）拇、食指面相对用力，捻动时要灵活，用劲不可呆滞。

【临床应用】

一般适用于四肢小关节。具有滑利关节、消肿止痛的作用。常与其他手法相配合，治疗指（趾）间关节的扭伤引起的疼痛、肿胀或屈伸不利等症。

（十二）拍法

五指并拢，用屈曲的掌面拍打体表，称为拍法。

【动作要领】

（1）肩、肘、腕关节放松，掌指关节微屈。

（2）腕关节做轻微屈伸动作。

（3）拍时须轻重适度，有节奏感。

【临床应用】

拍法适用于肩背、腰臀及下肢部。对小儿烦躁不安、哭闹不休，具有调和气血的作用；对肩部知觉迟钝或肌肉痉挛等症，有促进血液循环、消除肌肉疲劳和缓解肌肉痉挛的作用。

（十三）扯法

以拇、食指指端捏住皮肤，或屈曲的食、中指中节夹住皮肤，适当用力做一拉一放动作，至局部红紫为度，称为扯法。

【动作要领】

（1）肩关节放松，肘关节屈曲，腕关节自然伸平。

（2）拇、食指指端捏取皮肤的多少要适中，太少疼痛难忍，太多易滑脱。

（3）拉扯的动作要有节奏。

（4）应配合适当的介质如香油、水等，在操作过程中随蘸随扯，直至局部皮肤红紫为度。

【临床应用】

（1）本法有解表透邪、通经散郁的作用，用于治疗中暑、外感风热、食物中毒等症。在民间称为拧痧、扭痧。

（2）可根据不同的病情，在印堂、鱼际、天突、大椎、华佗夹脊等部位使用本法。

（十四）刮法

用瓷汤匙或钱币、玉环的光滑边缘，或用拇指的桡侧缘，紧贴着皮肤由上往下或向两旁刮动的方法为刮法，民间称刮痧。

【动作要领】

（1）所用器具必须光滑整洁。

（2）刮动时要紧挨皮肤，用力要适当。

（3）刮时紧刮慢移，至皮下充血，皮肤见紫红色即可。

【临床应用】

本法刺激较重，具有散发郁热的作用，一般用于中暑。治疗痧证，常用于眉心、颈项，每次刮时可用水或用油类作润滑剂。

（十五）捏挤法

以两手拇、食指在选定部位（穴位处）固定捏住，然后再使用两手拇、食指一齐用力向里挤，再放松，反复操作，使局部皮肤变为红色或紫红色，甚至紫黑色为度，称为捏挤法。

【动作要领】

两手捏住的皮肤要着实，动作要灵活，避免剧痛，两手相距约1cm再向里挤。

【临床应用】

（1）本法多用于散发郁热，治疗中暑、痧证及痰、食郁结之证均有较明显效果。治疗小儿乳蛾、肿胀、恶心、呕吐可捏挤天突、清板门，有显著效果。

（2）本法属重刺激，有一定痛苦，每穴或部位捏挤一次，接以揉法缓解疼痛，一般放在最后操作。

（十六）擦法

以手掌面、大鱼际或小鱼际着力于选定部位上进行直线来回摩擦，称为擦法。

【动作要领】

（1）使用擦法时，不论上下方向还是左右方向，都应直线往返，不可歪斜，往返距离要拉得长些。

（2）着力部分要紧贴皮肤，但不要硬用力压，以免擦破皮肤。

（3）用力要稳，动作要均匀连续，呼吸自然，以透热为度。

【临床应用】

（1）本法产生的刺激柔和温热，具有温经通络、行气活血、消肿止痛、健脾和胃，以及提高局部体温、扩张血管、加速血液和淋巴液循环的作用。其中掌擦法的温热度较低，多用于胸胁及腹部，对于脾胃虚寒引起的腹痛及消化不良等多用本法治疗；小鱼际擦法的温度较高，多用于肩背、腰臀及下肢部，对风湿酸痛、肢体麻木、伤筋等都有较好的疗效；大鱼际擦法的温度中等，在胸腹、腰背、四肢等部均可应用，适宜治疗外伤、瘀血、红肿、疼痛剧烈者。三种方法可以配合变化使用，不必拘泥。

（2）治疗部位要暴露，并涂些润滑油，既可防止皮肤擦破，又可提高局部皮温。

（3）擦法使用后一般不要在该部再用其他手法，否则容易引起皮肤破损，所以一般擦法治疗放在最后进行。

（十七）捣法

以中指指端，或食、中指屈曲的指间关节着力，做有节奏的叩击穴位的方法，称为捣法。

【动作要领】

（1）捣击时指间关节要自然放松，以腕关节屈伸为主动运动。

（2）捣击时位置要准确，用力要有弹性。

【临床应用】

本法相当于"指击法"，或相当于"点法"中轻点一类的手法。常用于小天心、承浆等穴以安神宁志。

二、小儿推拿常用穴位

1. 天门

【部位】自印堂穴至前发际为一直线。

【手法】用拇指自下而上交替直推 20 ~ 50 次。

2. 坎宫

【部位】自眉头沿眉弓上缘至眉梢，成一直线。

【手法】先掐按眉弓中点片刻，再自两眉头向外分推至眉梢，推 20 ~ 50 次。

3. 太阳

【部位】两眉外端后方凹陷处。

【手法】用拇指或中指揉运，向眼睛方向为补，向耳后方向为泻；也可用拇指向耳后方向推，操作 20 ~ 50 次。

4. 耳后高骨

【部位】耳后乳突骨稍下凹陷中。

【手法】用中指揉运 20 ~ 50 次。

5. 腹

【部位】腹部。

【手法】用掌或指在腹部做顺时针方向(或逆时针方向)抚摩 500 ~ 1 000 次。

6. 腹阴阳

【部位】自中脘斜向两胁下软肉处，成一曲线。

【手法】用两手拇指自中脘同时向两侧分推，操作 100 ~ 300 次。

7. 脐

【部位】肚脐正中。

【手法】以手掌或中指端在脐中揉之，操作 100 ~ 500 次。

8. 七节骨

【部位】从尾骨端至第 4 腰椎，成一直线。

【手法】用食、中指指腹，自骶尾推至腰椎称推上七节骨，自第 4 腰椎推至骶尾称推下七节骨，操作 100 ~ 300 次。

9. 脾经

【部位】拇指桡侧自指尖到指根处。

【手法】拇指微屈，自指尖推向指根为补；拇指伸直，从指根推向指尖为清。来回推为平补平泻。操作 100 ~ 500 次。

10. 大肠

【部位】食指桡侧缘，由指间到虎口成一直线。

【手法】从指尖推向虎口为补，反之为清，来回推为平补平泻，操作 100 ~ 500 次。

11. 八卦

【部位】以掌心劳宫为圆心，从圆心至中指掌指关节横纹约 2/3 处为半径画圆，八卦穴即在此圆圈上，又称内八卦。

【手法】用运法。自乾位经坎、震运至兑位为顺运八卦，反之为逆运八卦，操作 100 ～ 500 次。

12. 三关

【部位】前臂桡侧，腕横纹至肘横纹成一直线。

【手法】用食、中指指腹，从腕横纹推向肘横纹 100 ～ 300 次。

13. 六腑

【部位】前臂尺侧，自肘横纹至腕横纹成一直线。

【手法】用食、中二指指腹或拇指桡侧，自肘横纹推至腕横纹 100 ～ 300 次。

第二章

常见疾病中医药适宜技术治疗精选

中医药适宜技术以其简便验廉、安全有效为特点，深受群众的欢迎。为加强农村和城市社区的中医药工作，方便群众就医，河南省中医管理局组织专家，遴选了治疗 35 种常见疾病的中医药适宜技术，在全省推广应用。

每个疾病，列有几种治疗方法，运用时应尽可能选取最为适宜的方法，可根据临床需要，选用一种，也可以两种以上联合使用。

另：①对于以下病症，针灸、拔罐、推拿等法均可每日 1～2 次进行治疗，不再一一赘述。②所有治疗方药，仅供参考，可作为辅助治疗，临床还当以辨证论治为准。也不可当作"灵丹妙药"，代替正规治疗。

一、感冒发热

【临床症状】

发热恶寒，鼻塞流涕，打喷嚏、头痛、咳嗽，全身酸楚或咽喉痛，发热重。

【治疗方法】

1.针灸 合谷、曲池、太阳、印堂、迎香。如发热明显，加大椎、商阳、鱼际点刺放血。

2.拔罐 大椎、风门、肺俞。

3.推拿 印堂、太阳、风池、风府、头维、合谷等穴。

4.方药

（1）生姜 20g，紫苏 15g，水煎，每日 1 剂，分 2 次服。

（2）生姜 20g，葱白 3 根，红糖 20g，水煎，每日 1 剂，分 2 次服，盖被出汗，用于风寒感冒。

（3）大青叶 15g，薄荷 10g，水煎代茶饮用，用于风热感冒。

5.其他疗法 用鲜生姜切片搽肺俞及大椎穴。

二、感冒头痛

【临床症状】

头痛重，发热恶寒，鼻塞流涕，全身酸楚疼痛。

【治疗方法】

1.针灸 ①太阳、风池、合谷、列缺；②太阳、头维、合谷。

2.推拿 太阳、风池、上星及疼痛部位。

3. 方药

（1）羌活 10g，白芷 15g，藁本 15g，防风 15g，水煎，每日 1 剂，分 2 ~ 3 次服。

（2）防风 15g，荆芥 15g，藁本 15g，细辛 3g，水煎，每日 1 剂，分 2 ~ 3 次服。

三、荨麻疹

【临床症状】

皮肤上出现高出皮肤的点、片状丘疹，鲜红或苍白色瘙痒风团，时隐时现。

【治疗方法】

1. 针灸　曲池、血海、大椎、合谷。

2. 皮肤针　取皮肤针在丘疹处叩刺至微微出血。

3. 方药　黑芝麻 250g，干炒至快熄时，取 20g 左右加入一大碗较浓的红糖水混合，每次一碗温服，每日 3 次。

四、头痛

【临床症状】

头痛，或左或右，或呈满头痛，其疼痛性质有胀痛、跳痛、刺痛及隐痛。

【治疗方法】

1. 针灸　太阳、风池、率谷、印堂、头维、合谷。

2. 推拿　太阳、风池、头维、百会及头痛部位。

3. 方药　白芷 15g，蔓荆子 10g，防风 15g，荆芥 15g，羌活 15g，水煎，每日 1 剂，分 2 ~ 3 次服。

五、面瘫

【临床症状】

口眼㖞斜，面部肌肉麻木，进食夹食，漱口漏水，额纹消失，眼裂扩大，露睛流泪，鼻唇沟变浅，口角下垂，歪向健侧，伴耳根疼痛，但四肢功能正常。

【治疗方法】

1. 针灸　阳白、攒竹、太阳、地仓、下关、迎香、合谷。

2. 艾灸　牵正穴。

3. 拔罐 颧髎穴点刺后拔罐。

4. 推拿 阳白、下关、颊车、地仓、承浆、颧髎等穴。

5. 方药 防风 10g，连翘 10g，金银花 10g，白附子 5g，白僵蚕 10g，全蝎 5g，水煎，每日 1 剂，分 2 ~ 3 次服。

六、麦粒肿

【临床症状】

眼睑边缘生小硬结，形似麦粒，红肿疼痛。

【治疗方法】

1. 针灸 ①攒竹、太阳、曲池；②耳尖、肩胛区的应激反应点（约相当于肝俞、膈俞处）点刺放血。

2. 方药 野菊花 20g，金银花 20g，蒲公英 20g，第一次煎，内服用；第二次煎，熏洗局部。每日 1 剂。

七、急性结膜炎

【临床症状】

目赤肿痛，畏光，流泪，分泌物多，或头额胀痛。

【治疗方法】

1. 针灸 攒竹、鱼腰、丝竹空、太阳穴点刺拔罐；耳尖点刺放血。

2. 方药

（1）野菊花 20g，炒黄连 10g，生大黄 10g，水煎，每日 1 剂，分 2 ~ 3 次服。

（2）淡盐水，或野菊花 20g、金银花 15g、生黄连 10g 煎水，用药液浸湿纱布，局部热敷。

八、急性扁桃体炎

【临床症状】

咽喉肿痛，扁桃体肿大，发热，伴有全身不适，儿童尚可因高热而抽搐、呕吐和昏睡。

【治疗方法】

1. 针灸 三棱针点刺少商、商阳、耳尖放血。

2. **方药**　生大黄 10g，生甘草 10g，沸水泡服，每日 1 剂，分 2 ~ 3 次服。

九、口疮

【临床症状】

以舌、颊内黏膜，唇内黏膜及上腭出现淡黄色或灰白色大小不等的溃疡为特征，有时也可蔓延至口角及咽喉。好发于青壮年，女性多于男性。

【治疗方法】

1. **方药**　大枣 10 枚，白矾 10g，苦瓜叶 10g，青黛 10g，冰片 3g。大枣去核，将白矾打碎放在大枣中，于火上煅至白矾枯白、大枣焦黑为度。冷后再加入干苦瓜叶，共碾细末，然后加入青黛、冰片，置乳钵中碾成极细粉末，装瓶密封备用。用冷开水含漱后，将药粉撒布患处，每日 1 ~ 2 次。

2. **穴位贴敷**　取制吴茱萸 50 ~ 100g，捣碎，每晚取花生米大小，用醋调，敷于涌泉穴（双），每次留 6 小时。

十、牙痛

【临床症状】

牙痛每因冷热酸甜等刺激而发作或加重，可伴牙龈红肿，咀嚼困难。

【治疗方法】

1. **针灸**　①颊车、下关、合谷；②牙痛穴（位于手掌背部第三、四掌指关节间中点处），同侧取穴。

2. **推拿**　用右手拇指按压疼痛同侧肩井穴，逐渐加压，以患者能耐受为度，反复施术。

3. **方药**

（1）淡竹叶 15g，石膏 15g，水煎，每日 1 剂，分 2 ~ 3 次服。

（2）花椒 5 粒，用酒浸湿，以一团棉花外包后，痛牙咬住。

（3）花椒（微炒）30g，炙蜂房 30g，共为细末，每次 6g，水煎漱口。

十一、流行性腮腺炎

【临床症状】

耳下肿胀酸痛，肿胀以耳垂为中心，边缘不清，触之微热，咀嚼困难，伴发热、头痛。

【治疗方法】

1. **内治法**

（1）忍冬藤、板蓝根各 20g，水煎，每日 1 剂，分 2 ~ 3 次服。

（2）蒲公英、紫花地丁各 20g，水煎，每日 1 剂，分 2 ~ 3 次服。

（3）玄参 10g，板蓝根 15g，夏枯草 10g，水煎，每日 1 剂，分 2 ~ 3 次服。

2. **外治法**

（1）仙人掌外贴法：取新鲜仙人掌，剖开，以切面（或捣泥）外敷患处，每日更换 1 次。

（2）鲜马齿苋 30g，捣烂如泥，外敷局部腮肿处，每日更换 1 次。

（3）青黛 10g，加醋适量调成糊状，外敷患处，每日更换 1 次。

（4）灯火灸法：取角孙穴（患侧），用灯心草拧细，蘸菜籽油（或麻油）点火后在穴位上快速点灼，局部听到轻微"啪"的一声即可。

十二、落枕

【临床症状】

颈项强痛，不能俯仰转侧，疼痛向同侧肩背或上肢放射。

【治疗方法】

1. **针灸** ①第 5、6 颈椎夹脊穴，后溪等；②落枕穴（又叫外劳宫，位于手背第二、三掌骨间，掌指关节后 0.5 寸凹陷中）。

2. **艾灸** 大椎穴。

3. **推拿** 颈部施以按揉、擦、点按、叩击、提拿等手法，用力宜轻。

4. **方药** 生葛根 20g，桂枝 10g，防风 10g，炙甘草 10g，炒白芍 10g，水煎，每日 1 剂，分 2 ~ 3 次服，药渣微温后外敷颈部。

十三、颈椎病

【临床症状】

颈、肩、背部强痛不适，手指麻木，或头晕、心慌、胸闷，走路有踩棉花样感觉。

【治疗方法】

1. **针灸** 颈部夹脊穴、列缺、后溪、飞扬、肩中俞、肩外俞、扶突。

2. **推拿** 先用湿热毛巾反复热敷及搓擦颈项 30 分钟，再用拇指按揉、弹拨颈项两侧肌肉 10 分钟，后用五指揉、捏、拿肩臂部 10 分钟。

3.**方药**　黄芪 20g，葛根 20g，延胡索 10g，车前子 10g，水煎温服，每日 3 次，连服 10 天为 1 个疗程。

十四、肩周炎

【临床症状】

肩关节疼痛，并活动明显受限，或伴有同侧上肢麻木、疼痛。

【治疗方法】

1.**针灸**　毫针刺肩髎、肩髃、肩贞、曲池、手三里；条口透承山（健侧）。

2.**推拿**　先用湿热毛巾反复敷患肩 30 分钟，再用按、揉、搓、拿、抖等法操作于肩部 15 分钟，并嘱咐患者每天甩患臂 200 次。

3.**刮痧**　颈部（哑门、风池、大椎）、肩背部（肩井、天宗）、胸部（中府、云门、缺盆）、上肢部（肩贞、外关、曲池、合谷）、下肢部（足三里、条口）。

4.**方药**　秦艽 15g，黄芪 20g，附片 5g，苍术 15g，水煎，每日 1 剂，分 3 次服，10 天为 1 个疗程。

十五、肱骨外上髁炎（网球肘）

【临床症状】

肘关节外侧僵滞、疼痛、功能障碍，提重物、旋转前臂、翻腕时加重。

【治疗方法】

1.**针灸**　以阿是穴为中心围针并加灸，配合针刺手三里、合谷。局部可点刺出血。

2.**推拿**　用拇指反复按揉、弹拨痛点及前臂，再反复数次屈伸肘关节，然后突然伸直肘关节，听到轻微弹响为最佳。

十六、腱鞘囊肿

【临床症状】

腕背、腕掌及足背等腱鞘处出现半球状隆起，不与皮肤粘连，有酸胀感。

【治疗方法】

1.**针灸**　以围针法在囊肿局部针刺，出针后按揉囊块，使之消散。

2.**推拿**　固定患部，用右手拇指及食指用力掐、按、捏囊肿，直至挤破。

十七、中风（脑血管病）后遗症

【临床症状】

指中老年人由于各种脑血管意外导致的半身不遂、口㖞、言语不利。

【治疗方法】

1. **针灸** 上肢取肩髃、曲池、外关、合谷，下肢取环跳、阳陵泉、足三里、解溪、昆仑。语言謇涩、失语，加廉泉、通里、哑门；口角㖞斜，加地仓、颊车、迎香。

2. **推拿** 取上肢的风池、肩井、天宗、肩髃、曲池、手三里、合谷等；下肢的环跳、阳陵泉、委中、承山等。可采用推、按、捻、搓、拿、擦等手法。

十八、膝关节骨关节炎

【临床症状】

膝关节前后疼痛，甚至放射到大腿、小腿，上下楼梯、下蹲困难，或伴有关节肿胀，受凉后加重。

【治疗方法】

1. **针灸** 梁丘、血海、内膝眼、犊鼻、阳陵泉、阴陵泉、鹤顶、阿是穴。

2. **艾灸** 取血海、梁丘、犊鼻、内膝眼、足三里，用悬灸法，每次艾灸15～20分钟。或用隔姜灸，每次每穴3～4壮。

十九、呃逆

【临床症状】

喉间呃呃连声，声音短促，频频发出，不能自控。

【治疗方法】

1. **针灸** 毫针刺内关、中脘、足三里；拔火罐：膈俞、胃俞。

2. **推拿** 攒竹、天突任取一穴，用拇指或中指重力按压，以患者能耐受为度，连续按揉1～3分钟。同时令患者深吸气后屏住呼吸，常能止呃。

3. **方药** 柿蒂9g，每日1剂，水煎服，频饮。

二十、胃痛

【临床症状】

上腹胃脘部疼痛，常伴有胃脘部胀满、恶心、呕吐、吞酸、嘈杂。

【治疗方法】

1.针灸 ①毫针刺中脘、内关、梁丘、足三里；②取中脘、神阙穴，隔姜艾灸（或隔盐灸）。

2.推拿

（1）取中脘、至阳、足三里穴，以双手拇指或中指点压按揉，力度以患者能耐受为度，同时令患者行缓慢腹式呼吸，连续按揉3～5分钟即可。

（2）背部脾俞、胃俞附近压痛点，用较重的点按法，连续刺激2分钟左右；按揉梁丘、合谷、足三里，手法要重，每穴2～3分钟。

3.方药

（1）香附、木香各10g，水煎，每日1剂，分2次服。

（2）老生姜、红糖各250g，将生姜捣汁去渣，隔汤蒸一二十沸，再将红糖溶入收膏，每日2次，4天服完。

二十一、腹痛

【临床症状】

腹部疼痛，可分别表现为全腹痛、脐腹痛、小腹痛、少腹痛。

【治疗方法】

1.针灸 毫针刺天枢、足三里、上巨虚或下巨虚、脾俞、胃俞。

2.推拿 患者俯卧位，术者用肘尖按压两侧膀胱经内侧线肝俞至大肠俞，一般根据不同的腹痛部位，分别重取三焦俞、气海俞、大肠俞、次髎。

3.方药

（1）取麦麸50g，葱白（切碎）、生姜（切碎）各30g，食盐15g，白酒30g，食醋15mL，混匀，放铁锅内炒热，布包，热敷疼痛处。适用于虚寒腹痛。

（2）白芍20g，当归15g，水煎，每日1剂，分3次服。

（3）白芍（酒炒）15g，炙甘草15g，水煎，每日1剂，分2～3次服。

注：对于胃痛、腹痛，应该先诊断明确，如排除急腹症（如消化道溃疡出血、急性胆囊炎、急性胰腺炎、肠穿孔等），属急性胃肠痉挛、慢性胃肠病变，可用针灸、推拿等治疗。

二十二、腹泻

【临床症状】

大便次数增多，便质稀薄，或呈水样。

【治疗方法】

1. 针灸　①中脘、天枢、足三里；②隔盐灸神阙穴、悬灸百会，以腹温泻缓为度。

2. 方药

（1）鲜马齿苋 30g，鲜白头翁 30g，独头蒜 3 个，洗净捣泥，拧汁，1 次服完，每日 2 次。

（2）炒黄连 15g，煨木香 10g，炒山楂 10g，水煎，每日 1 剂，分 2 ~ 3 次服。用于湿热腹泻。

（3）炒山楂 10g，炒麦芽、炒谷芽各 20g，炒神曲 10g，水煎，每日 1 剂，分 2 ~ 3 次服。用于伤食腹泻。

二十三、泌尿系结石

【临床症状】

疼痛部位主要为腰及下腹部，以绞痛、胀痛为主。尿血或排砂石。

【治疗方法】

1. 耳穴贴敷　主穴：肾、输尿管、三焦、膀胱、耳迷根、皮质下、神门。配穴：肝、脾、交感、腰椎、内分泌。每次选 3 ~ 5 穴，贴一侧耳，以主穴为主，酌加配穴。3 日换贴一次，两耳交替轮用。

2. 针刺　肾俞、中极、照海、委阳、三阴交。

3. 方药　车前草、金钱草各 30g，煎汤代茶饮。

二十四、急性腰扭伤

【临床症状】

腰痛剧烈，局部肿胀，活动受限，有外伤史。

【治疗方法】

1. 针灸　腰痛穴及委中、后溪、阿是穴。

2. 拔罐　阿是穴放血拔罐。

3. 推拿　先用湿热毛巾反复敷腰部 30 分钟，再由四周至痛点用㨰法 5 分钟，反复按揉痛点 10 分钟，再用腰部斜扳法，先健侧，后患侧。

4. 方药 生大黄 60g，生姜汁适量，加开水调成糊状，适量敷患处，每日 1 次。

二十五、腰腿痛（包括腰椎间盘突出引起的坐骨神经痛）

【临床症状】

腰部疼痛，活动受限，或伴有下肢放射性疼痛，跛行。

【治疗方法】

1. 针灸 毫针刺肾俞、大肠俞、环跳、委中、阿是穴等。

2. 艾灸 取腰部肾俞、大肠俞、命门，以艾灸箱灸。

3. 推拿 先用湿热毛巾反复敷、擦腰部及下肢 30 分钟，再用掌根按揉法、拇指弹拨法在腰骶部肌肉操作 15 分钟，以放松腰部肌肉，后拿捏双下肢 10 分钟。

4. 方药 桑枝 20g，鸡血藤 20g，杜仲 15g，地龙 15g，水煎，每日 1 剂，分 3 次服，10 天为 1 个疗程。

二十六、跟痛症

【临床症状】

足跟及周围疼痛，行走困难。

【治疗方法】

1. 针灸 毫针刺昆仑、太溪、水泉、局部阿是穴，隔日 1 次。

2. 推拿 手掌擦足底至透热，再掐揉足部痛点，并用小木槌反复轻轻敲击该处。

3. 方药 半盆热水加食醋 250g，威灵仙 30g，艾叶、独活、羌活各 20g，红花 15g，皂角刺 20g，熏洗患足 20 分钟，每晚 1 次，10 次为 1 个疗程。

二十七、手足癣

【临床症状】

手足部出现水疱、糜烂、脱屑、渗出、皲裂，冬轻夏重，常伴局部瘙痒。

【治疗方法】

方药：取白矾、五倍子、地肤子、蛇床子、苦参各 30g，共研末，加入陈醋 500mL，置于同一密闭容器中，将容器置于 60 ～ 80℃热水中，加温 6 ～ 8 小时后取出备用。每日先用淡盐水洗脚、手，早、中、晚各用棉球蘸药醋涂搽患处 1 次，

15 天为 1 个疗程，未愈者可进行第 2、3 疗程。注意局部卫生，尽可能穿透气性良好的鞋。

二十八、痛经

【临床症状】

经期或行经前后小腹疼痛，甚则剧痛难忍。

【治疗方法】

1. 针灸 毫针刺：地机、中极、三阴交、次髎；艾条灸：关元、气海。

2. 推拿 患者仰卧位，术者坐于患者右侧，用摩法按顺时针方向在小腹治疗 5 ~ 6 分钟，然后用一指禅推法或按揉法，在气海、关元治疗，每穴约 2 分钟。

3. 方药

（1）焦山楂 30g，川芎 30g，研细末，与红糖 50g 调匀，每次 15g，白开水送服，每日服 3 次。

（2）食盐 1 000g，小茴香 50g，放锅内炒热，分装 2 包，轮流热敷小腹。

二十九、阴痒症

【临床症状】

瘙痒部位多在阴蒂、小阴唇区，重者可波及肛门周围。以中年以上妇女为多见。瘙痒程度轻重不一，严重者奇痒难忍，坐立不安，以致影响工作及生活。

【治疗方法】

方药：百部 40g，研末，加 95% 酒精 100mL，浸泡 3 天后过滤出酒精，然后将酒精浓度稀释到 50% 左右，即成百部酊，外擦使用，每日 3 次，连续 3 天可愈。外擦面积要大于阴毛面积，夫妻双方同时治疗，内裤、毛巾要沸水消毒。

三十、小儿感冒发热

【临床症状】

发热，恶寒，鼻塞，流涕，微咳，咽痛或咽痒。

【治疗方法】

1. 针灸 毫针浅刺合谷、列缺、曲池。

2. 推拿 ①拿肩井，拿大椎；②走罐法拔背部。

3. 方药

（1）生姜 10 片，红糖适量水煎，或开水泡服。

（2）豆豉 15g，葱白 3 寸，生姜 3 片，水煎，每日 1 剂，分 2 次服，避风取暖使微汗。

（3）菊花 10g，桑叶 10g，芦根 15g，水煎，每日 1 剂，分 2 ～ 3 次服。

（4）金银花 10g，连翘 10g，贯众 15g，水煎，每日 1 剂，分 2 ～ 3 次服。

三十一、小儿咳嗽

【临床症状】

咳嗽，喉中有痰或干咳，咽痒不适。

【治疗方法】

1. 推拿 ①指压肺俞、定喘、合谷、列缺、丰隆；②拿大椎、定喘、肺俞。

2. 方药

（1）麻黄 4g，生石膏 12g，杏仁 10g，甘草 5g，桑白皮 10g，水煎，每日 1 剂，分 2 ～ 3 次服。

（2）莱菔子 10g，炙桑白皮 10g，水煎，每日 1 剂，分 2 ～ 3 次服。

（3）白及 10g，百部 10g，炒杏仁 15g，核桃仁 4 个，蜂蜜 20g，水煎，每日 1 剂，分 2 ～ 3 次服。

（4）鲜桑叶 10g，鲜枇杷叶（去毛）10g，水煎，每日 1 剂，分 2 ～ 3 次服。

（5）鱼腥草 30g，杏仁 10g，桔梗 10g，水煎，每日 1 剂，分 2 ～ 3 次服。

3. 外治法

（1）细辛、白芥子、炒莱菔子碾末，凡士林调匀，贴敷双足涌泉穴，每日 1 次。

（2）黄芩、细辛、白芥子碾末，凡士林调匀，贴敷双足涌泉穴，每日 1 次。

三十二、小儿食积

【临床症状】

不思乳食，腹部胀满，食而不化，嗳腐呕吐，大便酸臭或便秘。

【治疗方法】

1. 针灸 ①毫针刺内关、足三里；②四缝放血。

2. 推拿 取脾土、腹阴阳、三关、八卦、足三里、脐部及脐周围之腹部。

补脾土推 300 次；分推腹阴阳 100 次；推三关 600 次；运八卦 300 次；顺时针点揉足三里穴 200 次；脐部及其周围施用掌摩法数分钟。

3. 方药

（1）炒麦芽 10g，炒神曲 10g，焦山楂 10g，炒槟榔 10g，水煎，每日 1 剂，分 2 次服。

（2）槟榔 10g，生姜 5g，水煎，每日 1 剂，分 2 次服。

（3）橘皮 10g，大枣 10 枚，水煎，每日 1 剂，分 2 次服。

三十三、小儿厌食

【临床症状】

食欲不振，甚至不思饮食，恶呕，面黄消瘦。

【治疗方法】

1. 针灸 点刺四缝。

2. 推拿 摩腹，揉脐，捏脊。

3. 方药

（1）鸡内金 30g，瓦片焙黄，研为细末，开水冲服，每日 10g。

（2）苍白术各 10g，炒麦芽 10g，炒神曲 10g，焦山楂 10g，水煎，每日 1 剂，分 2 次服。

（3）陈皮 10g，法半夏 10g，砂仁 3g，木香 10g，茯苓 10g，水煎，每日 1 剂，分 2 次服。

三十四、小儿泄泻

【临床症状】

大便稀薄，便次增多，或如水样。

【治疗方法】

1. 推拿 取脾经、内八卦、大肠、小肠、脐、腹、七节骨、龟尾。补脾经 200 次，运内八卦 100 次，推大肠 300 次，清小肠 200 次；以掌逆时针揉脐、逆时针摩腹各 200 次；按揉龟尾 50 次，推上七节骨 300 次。

2. 方药

（1）山楂炭、鸡内金、炮姜炭等份，研细末，每次 12g，开水调服，每日 2 次。

（2）铁苋菜、苏木各 15g，水煎，每日 1 剂，分 2 次服。

（3）怀山药研粉，每次 30g，开水调成糊状服用，每天服 3 ~ 4 次。

（4）吴茱萸 30g，苍术 30g，丁香 6g，胡椒 30 粒，研细末，凡士林调匀敷脐。

三十五、小儿遗尿

【临床症状】

指 3 周岁以上小儿睡眠中小便经常自遗，醒后方觉的病症，俗称"尿床"。

【治疗方法】

1. 针灸 毫针刺并艾条温和灸关元、中极、三阴交、肾俞、膀胱俞、次髎。

2. 推拿 取肾经、二人上马、三关、外劳宫、肾俞、八髎、龟尾、百会、丹田、三阴交。顺时针揉肾经 200 次，顺时针揉二人上马穴 200 次，推三关（沿手阳明大肠经从腕横纹处向肘横纹单方向推动）200 次，顺时针揉动外劳宫 200 次，以掌擦两肾俞 200 次，擦八髎 200 次，拇指揉龟尾 100 次，按揉百会、三阴交各 100 次；以掌心按丹田 1 分钟，再逆时针方向掌揉 200 次。

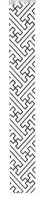

附 录

第一节　针灸歌诀

一、玉龙歌

扁鹊授我玉龙歌，玉龙一试绝沉疴（kē），玉龙之歌真罕得，流传千载无差讹。

我今歌此玉龙诀，玉龙一百二十穴，医者行针殊妙绝，但恐时人自差别。

补泻分明指下施，金针一刺显明医，伛（yǔ）者立伸偻（lǚ）者起，从此名扬天下知。

中风不语最难医，发际顶门穴要知，更向百会明补泻，即时苏醒免灾危。

鼻流清涕名鼻渊，先泻后补疾可痊，若是头风并眼痛，上星穴内刺无偏。

头风呕吐眼昏花，穴取神庭始不差，孩子慢惊何可治，印堂刺入艾还加。

头项强痛难回顾，牙疼并作一般看，先向承浆明补泻，后针风府即时安。

偏正头风痛难医，丝竹金针亦可施，沿皮向后透率谷，一针两穴世间稀。

偏正头风有两般，有无痰饮细推观，若然痰饮风池刺，倘无痰饮合谷安。

口眼㖞斜最可嗟，地仓妙穴连频车，㖞左泻右依师正，㖞右泻左莫令斜。

不闻香臭从何治？迎香两穴可堪攻，先补后泻分明效，一针未出气先通。

耳聋气闭痛难言，须刺翳风穴始痊，亦治项上生瘰疬，下针泻动即安然。

耳聋之症不闻声，痛痒蝉鸣不快情，红肿生疮须用泻，宜从听会用针行。

偶尔失音言语难，哑门一穴两筋间，若知浅针莫深刺，言语音和照旧安。

眉间疼痛苦难当，攒竹沿皮刺不妨，若是眼昏皆可治，更针头维即安康。

两眼红肿痛难熬，怕日羞明心自焦，只刺睛明鱼尾穴，太阳出血自然消。

眼痛忽然血贯睛，羞明更涩目难睁，须得太阳针出血，不用金刀疾自平。

心火炎上两眼红，迎香穴内刺为通，若将毒血搐出后，目内清凉始见功。

强痛脊背泻人中，挫闪腰酸亦可攻，更有委中之一穴，腰间诸疾任君攻。

肾弱腰疼不可当，施为行止甚非常，若知肾俞二穴处，艾火频加体自康。

环跳能治腿股风，居髎二穴认真攻，委中毒血更出尽，愈见医科神圣功。

膝腿无力身立难，原因风湿致伤残，倘知二市穴能灸，步履悠然渐自安。

髋骨能医两腿疼，膝头红肿不能行，必针膝眼膝关穴，功效须臾病不生。

寒湿脚气不可熬，先针三里及阴交，再将绝骨穴兼刺，肿痛登时立见消。

肿红腿足草鞋风，须把昆仑二穴攻，申脉太溪如再刺，神医妙绝起疲癃。

脚背疼起丘墟穴，斜针出血即时轻，解溪再与商丘识，补泻行针要辨明。

行步艰难疾转加，太冲二穴效堪夸，更针三里中封穴，去病如同用手抓。

膝盖红肿鹤膝风，阳陵二穴亦堪攻，阴陵针透尤收效，红肿全消见异功。

腕中无力痛艰难，握物难移体不安，腕骨一针虽见效，莫将补泻等闲看。

急疼两臂气攻胸，肩井分明穴可攻，此穴原来真气聚，补多泻少应其中。

肩背风气连臂疼，背缝二穴用针明，五枢亦治腰间痛，得穴方知疾顿轻。

两肘拘挛筋骨连，艰难动作欠安然，只将曲池针泻动，尺泽兼行见圣传。

肩端红肿痛难当，寒湿相争气血狂，若向肩髃明补泻，管君多灸自安康。

筋急不开手难伸，尺泽从来要认真，头面纵有诸样症，一针合谷效通神。

腹中气块痛难当，穴法宜向内关防，八法有名阴维穴，腹中之疾永安康。

腹中疼痛亦难当，大陵外关可消详，若是胁疼并闭结，支沟奇妙效非常。

脾家之症最可怜，有寒有热两相煎，间使二穴针泻动，热泻寒补病俱痊。

九种心痛及脾疼，上脘穴内用神针，若还脾败中脘补，两针神效免灾侵。

痔漏之疾亦可憎，表里急重最难禁，或痛或痒或下血，二白穴在掌后寻。

三焦热气壅上焦，口苦舌干岂易调，针刺关冲出毒血，口生津液病俱消。

手臂红肿连腕疼，液门穴内用针明，更将一穴名中渚，多泻中间疾自轻。

中风之症症非轻，中冲二穴可安宁，先补后泻如无应，再刺人中立便轻。

胆寒心虚病如何？少冲二穴最功多，刺入三分不着艾，金针用后自平和。

时行疟疾最难禁，穴法由来未审明，若把后溪穴寻得，多加艾火即时轻。

牙疼阵阵苦相煎，穴在二间要得传，若患翻胃并吐食，中魁奇穴莫教偏。

乳蛾之症少人医，必用金针疾始除，如若少商出血后，即时安稳免灾危。

如今瘾疹疾多般，好手医人治亦难，天井二穴多着艾，纵生瘰疬灸皆安。

寒痰咳嗽更兼风，列缺二穴最可攻，先把太渊一穴泻，多加艾火即收功。

痴呆之症不堪亲，不识尊卑枉骂人，神门独治痴呆病，转手骨开得穴真。

连日虚烦面赤妆，心中惊悸亦难当，若须通里穴寻得，一用金针体便康。

风眩目烂最堪怜，泪出汪汪不可言，大小骨空皆妙穴，多加艾火疾应痊。

妇人吹乳痛难消，吐血风痰稠似胶，少泽穴内明补泻，应时神效气能调。

满身发热痛为虚，盗汗淋淋渐损躯，须得百劳椎骨穴，金针一刺疾俱除。

忽然咳嗽腰背疼，身柱由来灸便轻，至阳亦治黄疸病，先补后泻效分明。

肾败腰虚小便频，夜间起止苦劳神，命门若得金针助，肾俞艾灸起遭迍。

九般痔漏最伤人，必刺承山效若神，更有长强一穴是，呻吟大痛穴为真。

伤风不解嗽频频，久不医时劳便成，咳嗽须针肺俞穴，痰多宜向丰隆寻。
膏肓二穴治病强，此穴原来难度量，斯穴禁针多着艾，二十一壮亦无妨。
腠理不密咳嗽频，鼻流清涕气昏沉，须知喷嚏风门穴，咳嗽宜加艾火深。
胆寒由是怕惊心，遗精白浊实难禁，夜梦鬼交心俞治，白环俞治一般针。
肝家血少目昏花，宜补肝俞力便加，更把三里频泻动，还光益血自无差。
脾家之症有多般，致成翻胃吐食难，黄疸亦须寻腕骨，金针必定夺中脘。
无汗伤寒泻复溜，汗多宜将合谷收，若然六脉皆微细，金针一补脉还浮。
大便闭结不能通，照海分明在足中，更把支沟来泻动，方知妙穴有神功。
小腹胀满气攻心，内庭二穴要先针，两足有水临泣泻，无水方能病不侵。
七般疝气取大敦，穴法由来指侧间，诸经俱载三毛处，不遇师传隔万山。
传尸劳病最难医，涌泉出血免灾危，痰多须向丰隆泻，气喘丹田亦可施。
浑身疼痛疾非常，不定穴中细审详，有筋有骨须浅刺，着艾临时要度量。
劳宫穴在掌中寻，满手生疮痛不禁，心胸之病大陵泻，气攻胸腹一般针。
哮喘之症最难当，夜间不睡气遑遑，天突妙穴宜寻得，膻中着艾便安康。
鸠尾独治五般痫，此穴须当仔细观，若然着艾宜七壮，多则伤人针亦难。
气喘急急不可眠，何当日夜苦忧煎，若得璇玑针泻动，更取气海自安然。
肾强疝气发甚频，气上攻心似死人，关元兼刺大敦穴，此法亲传始得真。
水病之病最难熬，腹满虚胀不肯消，先灸水分并水道，后针三里及阴交。
肾气冲心得几时，须用金针疾自除，若得关元并带脉，四海谁不仰明医。
赤白妇人带下难，只因虚败不能安，中极补多宜泻少，灼艾还须着意看。
吼喘之症嗽痰多，若用金针疾自和，俞府乳根一样刺，气喘风痰渐渐磨。
伤寒过经犹未解，须向期门穴上针，忽然气喘攻胸膈，三里泻多须用心。
脾泄之症别无他，天枢二穴刺休差，此是五脏脾虚疾，艾火多添病不加。
口臭之疾最可憎，劳心只为苦多情，大陵穴内人中泻，心得清凉气自平。
穴法深浅在指中，治病须臾显妙功，劝君要治诸般疾，何不当初记玉龙。

二、百症赋

百症俞穴，再三用心。囟会连于玉枕，头风疗以金针。
悬颅颔厌之中，偏头痛止；强间丰隆之际，头痛难禁。
原夫面肿虚浮，须仗水沟、前顶；耳聋气闭，全凭听会、翳风。
面上虫行有验，迎香可取；耳中蝉噪有声，听会堪攻。

目眩兮支正、飞扬，目黄兮阳纲、胆俞。

攀睛攻少泽、肝俞之所，泪出刺临泣、头维之处。

目中漠漠，即寻攒竹、三间；目觉睆睆，急取养老、天柱。

观其雀目肝气，睛明、行间而细推；审他项强伤寒，温溜、期门而主之。

廉泉、中冲，舌下肿疼堪取；天府、合谷，鼻中衄血宜追。

耳门、丝竹空，住牙疼于顷刻；颊车、地仓穴，正口㖞于片时。

喉痛兮，液门、鱼际去疗；转筋兮，金门、丘墟来医。

阳谷、侠溪，颔肿口噤并治；少商、曲泽，血虚口渴同施。

通天去鼻内无闻之苦，复溜祛舌干口燥之悲。

哑门、关冲，舌缓不语而要紧；天鼎、间使，失音嗫嚅而休迟。

太冲泻唇㖞以速愈，承浆泻牙疼而即移。

项强多恶风，束骨相连于天柱；热病汗不出，大都更接于经渠。

且如两臂顽麻，少海就傍于三里；半身不遂，阳陵远达于曲池。

建里、内关，扫尽胸中之苦闷；听宫、脾俞，祛残心下之悲凄。

久知胁肋疼痛，气户华盖有灵；腹中肠鸣，下脘陷谷能平。

胸胁支满何疗，章门、不容细寻；膈疼饮蓄难禁，膻中、巨阙便针。

胸满更加噎塞，中府、意舍所行；胸膈停留瘀血，肾俞、巨髎宜征。

胸满项强，神藏、璇玑已试；背连腰痛，白环、委中曾经。

脊强兮，水道、筋缩，目眴兮，颧髎、大迎。

痓病非颅息而不愈，脐风须然谷而易醒。

委阳、天池，腋肿针而速散；后溪、环跳，腿疼刺而即轻。

梦魇不宁，厉兑相谐于隐白；发狂奔走，上脘同起于神门。

惊悸怔忡，取阳交、解溪勿误；反张悲哭，仗天冲、大横须精。

癫疾必身柱、本神之令，发热仗少冲、曲池之津。

岁热时行，陶道复求肺俞理；风痫常发，神道还须心俞宁。

湿寒湿热下髎定，厥寒厥热涌泉清。

寒栗恶寒，二间疏通阴郄暗；烦心呕吐，幽门开彻玉堂明。

行间、涌泉，主消渴之肾竭；阴陵、水分，去水肿之脐盈。

痨瘵传尸，趋魄户、膏肓之路；中邪霍乱，寻阴谷、三里之程。

治疸消黄，谐后溪、劳宫而看；倦言嗜卧，往通里、大钟而明。

咳嗽连声，肺俞须迎天突穴；小便赤涩，兑端独泻太阳经。

刺长强与承山，善主肠风新下血；针三阴与气海，专司白浊久遗精。

且如肓俞、横骨，泻五淋之久积；阴郄、后溪，治盗汗之多出。

脾虚谷以不消，脾俞、膀胱俞觅；胃冷食而难化，魂门、胃俞堪责。

鼻痔必取龈交，瘿气须求浮白。

大敦、照海，患寒疝而善蠲；五里、臂臑，生疬疮而能治。

至阴、屏翳，疗痒疾之疼多；肩髃、阳溪，消瘾风之热极。

抑又论妇人经事改常，自有地机、血海；女子少气漏血，不无交信、合阳。

带下产崩，冲门、气冲宜审；月潮违限，天枢、水泉细详。

肩井乳痛而极效，商丘痔瘤而最良。

脱肛趋百会、尾翳之所，无子搜阴交、石关之乡。

中脘主乎积痢，外丘收乎大肠。

寒疟兮，商阳、太溪验；痃癖兮，冲门、血海强。

夫医乃人之司命，非志士而莫为；针乃理之渊微，须至人之指教。

先究其病源，后攻其穴道，随手见功，应针取效，方知玄里之玄，始达妙中之妙。

此篇不尽，略举其要。

第二节　民间单验方拾遗

一、内科病症

【伤风感冒】

葱白（带根须）、生姜片各 25g，加一碗水煎开，放适量红糖趁热服下，并马上睡觉，多盖被子，出汗即愈。

【病毒性感冒】

将葱白头捣成糊状，晚上睡觉前敷两足掌心（涌泉穴），每足心敷黄豆大即可，用胶布贴牢，次日晨揭去，连用 2～3 天即愈。

【气管炎】

方 1：射干、车前草、葛根各 15g，白果 10g，侧柏叶 25g，水煎至一茶盅。1～4 岁儿童分数次服，1～3 天服完。

方 2：露蜂房 1 个，芝麻适量，用芝麻把露蜂房全部灌满，然后把蜂房放锅内焙干，研细备用。成人每日 3 次，每次 15g，温开水冲服。儿童酌减，一般服完 1 剂即愈，较重者 2 剂可愈。治愈率 90％以上。服药期间，切忌食油腻食物。

【支气管哮喘】

麻黄 150g，杏仁 200g，净棉籽仁 500g。杏仁、棉籽仁分别炒微黄，和麻黄共为细末，备用。成人每次 10g，每日 3 次，开水冲服。

【高血压】

吴茱萸 10g，醋适量。将吴茱萸研细末，醋调，贴两脚心（涌泉穴）。

【高血脂、高胆固醇】

山楂 10g，白菊花 5g，开水泡饮，每日 1 剂，分 2 次服，连用 1 个月，也可常用。忌蛋黄、油腻食物。

【低血压】

甘草 15g，桂枝、肉桂各 30g。3 味药混合，当茶饮，服 2 ～ 3 天。

【血管性头痛】

方 1：石决明 30g（先下），川芎 9g，白芷、细辛各 4.5g，水煎，每日 1 剂，分 2 次服。

方 2：桂枝 24g，白芍 18g，半夏、白芷、赤芍、川芎各 9g，瓜蒌、胡黄连各 30g，石菖蒲、远志、茯苓各 15g，水煎，每日 1 剂，分 2 次服，服 3 ～ 5 天。

【神经性头痛】

方 1：白果 60g（带壳生白果）捣裂入砂锅，加水 500mL，文火煎至 300mL，每日 1 剂，分 2 次服，服 2 天。

方 2：菊花、石膏、川芎各 15g，共为细末，温开水冲服。每次 5g，每日 3 次，共服 3 天。

方 3：白菊花、白芷、川芎各 30g，防风 15g，鸡蛋 1 个（扎数个小孔）。先将以上 4 味药加水煮沸后，再放进鸡蛋，煮 3 ～ 5 分钟，把药液倒在碗内，先吃鸡蛋后喝药。每日 1 剂。

【三叉神经痛】

车前子、黄芩、泽泻、木通各 9g，生地、当归各 16g，栀子、甘草、龙胆草各 4.5g，水煎，每日 1 剂，分 2 次服，7 天为 1 个疗程。

【晕车】

方 1：医用胶布适量。用 1 寸见方的医用胶布，在乘车前 1 小时将肚脐盖住。

方 2：鲜姜片适量。将鲜姜片于临上车前贴在肚脐上，外用胶布固定。也可把鲜姜片敷在内关穴上。

【精神病】

桃花 1 碗，加水熬至约 1 碗水，加白糖适量，成人 1 次服 1 碗，儿童减量，服 2 ～ 10 次。

【肺脓肿】

方 1：薏苡仁、冬瓜仁、金银花、鱼腥草各 30g，黄芩、桃仁、浙贝母各 10g，桔梗、黄连、甘草各 15g，水煎，每日 1 剂，分 2 次服，连服 25 天。

方 2：金银花、芦根各 50g，黄芩、薏苡仁各 25g，桔梗 20g，桃仁、生甘草、紫蔻、杏仁、陈皮各 15g。咯血加仙鹤草，干咳加沙参。水煎，每日 1 剂，分 2 次服。

【肺炎】

方 1：鱼腥草不拘量煲鸡蛋，连服数次。

方 2：杏仁 12g，麻黄、桑皮、黄芩各 9g，牡丹皮、甘草、金银花各 6g，每日 1 剂，连服 5 ～ 6 天。

【胃炎】

方 1：石斛 15 ～ 30g，南沙参、玉竹、生山药、生麦芽各 15g，竹茹 12g，金铃子 9g，黄连 6g，水煎，每日 1 剂，分 2 次服。

方 2：黄连、砂仁各 6g，蒲公英 30g，木香、枳壳、莪术、白及、苏叶、生甘草各 10g，白芍 20g，水煎，每 8 小时服 1 次，每次服 300mL，服 3 天。

【胃下垂】

方 1：肉桂 1g（刮去粗皮生用），五倍子 2g（炒），何首乌 3g（炒），分研和匀，每日 1 剂，用凉开水 1 次送服完，20 天为 1 个疗程，连服 1 ～ 2 个疗程。

方 2：茯苓 25g，党参、黄芪、山药、当归、山楂各 15g，柴胡、郁金、白术、枳壳、鸡内金各 12g，甘草、陈皮、升麻各 9g，大枣 10 枚。痛甚加延胡索 12g，肝脾下垂加鳖甲 31g，溃疡加白及 12g、乌贼骨 15g。水煎，每日 1 剂，分 2 次服。

【糖尿病】

方 1：石斛、麦冬、天花粉各 15g，生地、生石膏各 30g，知母、丹皮各 12g，焦栀子 9g，牛膝、黄连各 6g，水煎，每日 1 剂，分 2 次服。主治中消（非胰岛素依赖型）。

【失眠、多梦】

花生叶（或花生壳）25g，大枣 10 枚，浮小麦 15g，水煎至一碗汤，睡前服下，连用 7 天。忌浓茶、咖啡、海鲜。忌酸辣。

【各种出血性疾病引起的血小板减少】

花生红皮 5g，大枣 10 枚，加一碗水煮熟，一次吃完，每日 1 次，连服 10 天。

【心脏病（如冠心病、心律不齐）】

每日用猪心 1 个，切开，放入莲子心 2g，绿豆皮 3g，包好蒸熟后，切片蘸调料，分早晚吃完，隔日 1 个，连吃 5 个猪心。

【消化不良（儿童消化不良同）】

鸡内金（鸡肫皮）200g 炒黄，磨成粉，饭前用白糖水冲服，每次 10g（约半汤匙），每日 2 次，儿童减半。忌吃田螺。

【胸闷气胀】

每次用莱菔子 20g、冰糖适量，煎成一碗汤服，每日 3 次，连服 3 天。有消积顺气之效。

【贫血】

杀乌骨鸡时，将鸡的鲜血洒在一张干净白纸上，晒干，再将干血碾成粉，用红葡萄酒调服，每次半汤匙粉，每日 2 次，连服半月。

【内热口干】

芦苇根、绿豆各 25g，加一碗水煮开，加适量冰糖，去芦根、绿豆，喝汤，每日 2 次，连服 3 天。具有生津润肺、降火解热之效。

【黄疸性肝炎】

糯稻根 25g，茵陈 15g，煎成一碗汤一次服下，每日 2 次，连服 7 天。忌酒及油腻、辛辣之物。

【慢性肝炎（各型均可）】

干葫芦瓢 25g，黄豆 50g，煎成一碗汤一次服下，每日 3 次，连服 15～20 天。忌酒、海鲜、辣物。

【肝硬化腹水（水鼓胀）】

冬瓜皮 50g，莱菔子 15g，煎成一碗汤一次服下，每日 2 次，连服 10～15 天。忌吃油炸食物。

【小便不通（尿闭鼓胀）】

生田螺肉 1 个，葱白 1 根，加盐少许，共捣成糊状，取一小团敷肚脐上，用胶布贴牢，过 3 ~ 5 小时后取下，每日 1 次。

【小便失禁（尿急、控制不住）】

公鸡肠 2 副，洗净晒干，放锅内炒黄，磨成粉，用黄酒送服，每次 10g，每日 3 次。忌姜、辣物。

【尿频（小便次数多）】

生韭菜子 100g，磨成粉，每次 10g，用白开水送服，每日 2 次。忌浓茶、牛奶。

【大便下血】

每次用黑木耳 10g，柿饼 2 个，水一碗，煮烂吃下，每日 2 次。

【胆囊炎】

冬瓜子、绿豆各 25g，煎成一碗汤一次服下，每日 3 次，连服 10 天。

【痢疾、泄泻】

每次用干马齿苋 25g（鲜者 50g），煎至一碗汤，空腹服，每日 2 次，连服 3 天。

【中风后遗症（手抖动、半身不遂）】

每日早饭前喝 50mL 生芹菜汁，临睡觉时用干桑叶 25g，煎成一碗汤喝下，服 15 ~ 20 天。忌羊肉。

【水肿（全身肿）】

生石膏 25g，冬瓜皮 50g，煎成一碗汤服，每日 2 次，连服 3 天。

【癫痫（羊癫风）】

桃花（干、鲜均可）20 朵，在发病时（或刚发病后）用白开水冲，一次吃下，每日 1 次，连吃 5 天为 1 个疗程，停 2 天再服，连用 3 个疗程。

【甲状腺功能亢进】

甲鱼壳 5g，莲子肉 20g，煎成一碗汤一次服下，每日 3 次，连服 10 天。

【痛风】

乌龟壳 15g，黑木耳 10g，煎成一碗汤一次服下，每日 2 次，连服 5 ~ 7 天。忌动物内脏、鲤鱼、酸物。

二、外科病症

【关节炎（包括风湿性关节炎、类风湿性关节炎）、肩周炎】

用食用粗盐 500g，加生姜片 15g、小茴香 25g，炒热（不要太烫），用棉布包好，每晚睡前敷患处至盐凉，3 日后调换用料，连用 9 天。忌处于冷、湿环境中。

【劳伤腰痛（腰肌劳损）】

甲鱼壳 100g，砸碎，炒黄，浸入 500mL 白酒，3 日后用酒涂腰部（并可内服），每日 2 次，用 7 ~ 10 天，可治多年腰痛。

【腰椎间盘突出】

用中药草老鼠耳 50g，猪蹄 1 只，劈开切块，加水和油盐调料一起炖熟，每日分 2 次吃蹄喝汤，连服 7 天。

【肾亏腰痛（包括妇女产后腰痛）】

韭菜子 150g，炒脆，磨成粉，每次 10g，用淡盐水送服，每日 2 次。忌房劳。

【坐骨神经痛】

食用粗盐 500g，炒热后加艾叶 25g，用布包好敷患处至盐凉，每日 1 次，连用 5 ~ 10 天（盐可每天反复使用）。

【颈椎痛】

羊骨头 100g，砸碎，放锅内炒黄，浸白酒 500mL，3 日后可用生姜蘸酒擦颈部，每日 3 次。

【骨刺（骨质增生）】

狗骨头 100g，砸碎炒黄，浸白酒 500mL，3 日后用生姜蘸酒擦患处，每日 3 次（最好同时喝此酒一盅），需用半月。

【四肢酸麻、腿抽筋】

老丝瓜筋 15g，生姜 10g，煎成一碗汤服下，每日 2 次，连服 7 天。忌扁豆、咸鱼。

【扭伤、四肢无力】

老丝瓜筋 15g，桑葚 25g，煎成一碗汤服下，每日 2 次，连服 7 天。忌扁豆、咸鱼。

【淋巴结核】

乌贼骨 100g，磨成粉，用猪胆汁调成糊状，涂患处，再用胶布贴牢，过 10 小时揭去，每日 1 次，连用 10 天。

【内、外痔疮】

方 1：活大田螺每天 1 只，将盖去掉，放入如黄豆大的冰片，5 分钟后取田螺内水涂肛门，每日 2 次，连用 7 天。忌酒、辣物。

方 2：旱烟油、绿豆末适量，用旱烟油调绿豆末，制成枣核状，于睡前塞入肛门内。

【打针结块】

将土豆切成 5mm 厚的薄片，敷在患处，再用热毛巾焐，每次 20 分钟，每日 2 次，1 ~ 2 天肿块消散。

【狐臭】

胡椒、花椒各 50 粒，磨成粉，加入冰片 5g，用医用酒精调匀，每天取一小团涂患处并用胶布贴好，每日换 1 次，连用半月。

【口眼㖞斜（面神经麻痹、面瘫）】

黄鳝血涂面部，向左歪涂右边，向右歪涂左边，用热气（可用电吹风或在炉边烤）将血烤干，连用 3 ~ 4 天。

【落枕】

韭菜绞汁加热（不烧开）擦颈部，每日擦 7 ~ 8 次，连用 2 ~ 3 天。

【臁疮（老烂腿）】

豆腐渣 500g 炒热，敷患处，用布包好，每日换 1 次。

【外伤出血】

大蓟、小蓟、地锦草、蒲公英适量，洗净晒干，炒焦研为细末，取适量药粉直接撒于创面，外用纱布包扎。

【褥疮】

生大黄、滑石各 50g，研末，混匀，清洗创面后，撒敷患处，轻症每日 1 次，重症每日 3 次。敷药 15 天。

【胆、肾、尿道结石】

玉米须 25g，鸡内金（鸡肫皮）10g，煎成一碗汤一次服下，每日 2 ~ 3 次，连服 20 天。忌吃肝脏、肥肉、蛋黄。

【尿石症】

方 1：鲜鹅不食草 200g，洗净，捣取汁，加白糖、白酒少许，1 次服完。每日 1 剂，连服 5 ~ 10 剂。

方 2：火硝 6g，滑石 18g，在铁勺上放纸一张，把火硝倒在纸上，不让其接触铁器，文火炒黄，炒黄的火硝与滑石加水一大碗，煎沸 10 分钟，倒出药汁服用，每日 1 剂，分 2 次服，服至尿石排出为止。对膀胱、尿道结石疗效较佳，对肾结石疗效较差。

【胆结石】

方1：柴胡、木香各15g，郁金、白芍各20g，枳壳30g，生鸡内金、金钱草各25g，大黄（后下）、芒硝（冲）各10g，硝石（火硝）5g，每日1剂，水煎，分2次服。若大便燥结甚，大黄改为20g。可随症增味。

方2：柴胡、郁金、枳壳、川楝子各20g，木香、虎杖各15g，大黄15～20g，芒硝10g（后下），陈皮12g，制香附25g，金钱草15～30g，每日1剂，早晚饭前20分钟分服，12天为1个疗程，停药3天进入第2个疗程。

【胆囊炎】

方1：柴胡、黄芩、大黄（后下）、香附、延胡索、半夏、枳壳、川楝子各12g，白芍、金钱草各15g，木香、竹茹、芒硝（冲）各9g，黄连6g，每日1剂，水煎，分2次服，连服20余剂。

方2：生大黄、玄明粉各10g，龙胆草6～10g，轻者每日服1剂，重者每日服2剂。将上药用开水浸泡5分钟，服上清液。部分患者根据症情加服胆胰汤（柴胡3g，茵陈15g，黄芩、木香、枳实、白芍各10g）。主治：急性胆囊炎合并胆石症。

三、妇科、男科病症

【妇女白带（白带多、有异味）】

生鸡蛋1只，从一头敲一小洞，将7粒白胡椒装入蛋内，用纸封好蒸熟，去胡椒吃蛋，每日1只，连吃7天。忌吃猪血、绿豆。

【月经不调（月经提前或推迟均在7天以上）】

干藕节250g，炒黄磨成粉，黄酒送服，每次10g，每日3次。

【月经量多】

黑木耳100g，炒脆磨成粉，红糖水送服，每次15g，每日2次。此方要在来经时用。

【闭经】

干茄子片250g，炒黄磨成粉，黄酒送服，每次15g，每日2次。

【痛经】

干丝瓜筋一次250g，煎成一碗汤服，每日2次，服7天。

【外阴痒（包括男子下身痒）】

葱白连根50g，花椒50粒，水500mL烧开，洗阴部，每日2次，共洗3天。

【乳腺炎、小叶增生】

生绿豆 250g 磨成粉，每次适量（根据患部面积大小），用鸭蛋清调成糊状，敷患处并用胶布固定，每日换 1 次，连用 7 天。

【子宫脱垂】

每次用韭菜 250g，水 1 000mL 煎开，洗会阴部，每日 2 次，洗 4 天。

【子宫肌瘤】

甲鱼壳 15g，当归 10g，煎汤一碗一次喝下，每日 3 次，服 10 天。

【滴虫性阴道炎】

陈醋 1 000mL，放入盆内，用一块 25g 重的铜（或用一只铜锁代替）烧红后，放入盆内，此时醋沸腾，再用醋洗阴部，每日 2 次，连用 3 ~ 5 天。（铜、醋可再次使用）。

【膀胱炎、尿道炎】

爬山虎 25g，煎汤一碗一次服下，每日 3 次，服 7 天。

【乳腺炎】

方 1：鲜仙人掌（去刺）50g，白矾 10g，共同捣烂，敷患处，干后即换。适用于炎症初起。

方 2：瓜蒌、丝瓜络各 15g，蒲公英 60g，水煎，每日 1 剂，分 2 次服，服 1 ~ 2 剂。

【乳头破裂】

方 1：熟鸡蛋黄 1 个，松香 2g。将鸡蛋黄熬油，加松香末，待凉后敷乳头上，敷 1 ~ 2 次。

方 2：鲜卤豆腐适量，切片，敷在乳头上，干后即换，连用 3 ~ 5 天。

方 3：丁香 30g，冰片 3g，共为粉末，用香油调和敷患处。

【断乳】

大麦芽 25g，煎成一碗汤一次服下，每日 2 次，服 1 天。

【产后缺乳】

莴苣子 25g，煎汤一碗，加白糖一次服下，每日 2 次。

【产后便秘】

当归、川芎、白芍、红花、益母草各等份，共研极细粉，炼蜜为丸，每丸重 9g。取黄芩 25g，加水 1 000mL，煎取 500mL 送服，每次 2 丸，每日 1 次。

【阳痿】

磁石（吸铁石）25g，浸白酒500mL，3日后按常日量饮酒，服半月至1个月（磁石可反复使用）。

【遗精】

猪腰子1个，切开去掉白膜，放入韭菜子10g，用线扎好蒸熟，再切碎加油盐吃，每日1个，连吃四五个，有固精壮阳之功效。

【早泄】

韭菜子250g，炒黄，磨成粉，用黄酒送服，每次10g，每日3次。

【疝气（小肠气）】

方1：粗食盐250g炒热后，加入花椒20粒，用布包好，敷患处至盐凉，每日1次，最好睡前用，连用4～5天。

方2：麝香0.6g，阿魏9g，芒硝6g，膏药膏24g，将膏药放于小铜勺内熔化，然后把阿魏、芒硝一同放入烊化拌和，匀摊于3寸见方的薄布上，最后把麝香撒于药膏上面，贴敷患部。

【男子性功能减退】

方1：活大青虾或白虾50g，白酒500mL，浸5天后按日常酒量饮酒，酒饮完后将虾炒吃，连用半月。有补阴壮阳、增强性功能之功效。适用于性功能减弱，力不从心者，多见于年老体弱者，也有房事过度引起的。

方2：羊或猪、牛、公鸡的睾丸，每次25g，洗净切片，加调料炒吃，每日1次，连吃5天。

【前列腺炎】

三七末3g，白开水送服，隔日1次。

【前列腺肥大（增生）】

桃仁10g，冬瓜子20g，煎成一碗汤一次服下，每日2次，连服15～20天。忌萝卜、蚕豆。

【小便混浊、乳糜尿（男女均可）】

生向日葵子（无壳）30g，煮成一碗汤一起吃下，每日2次，连服7天。忌海带、酒、动物肝脏。或用桃树胶代替向日葵子。

【龟头炎】

威灵仙15g，加水500mL，煎煮半小时，去渣待冷，用药棉蘸药液洗患处，每日3～4次，用3～5天。

【急性睾丸炎】

贯众 60g，去毛洗净，加水约 700mL，煎至 500mL，每日 1 剂，分 2 次服，或分次当茶饮服。

【急性附睾炎】

方 1：肥大老生姜适量，洗净，横切成约 2mm 薄片，每次用 6～10 片外敷于患侧阴囊，盖上纱布，兜起阴囊，每日更换 1～2 次。

方 2：胡椒 7～10 粒，研末，加适量面粉调成糊状，平摊于纱布或软纸上，敷于患侧阴囊，每日或隔日 1 次，5 次为 1 个疗程。

【阴囊血肿】

琥珀 1.8g，研为粉末，每日 1 剂，分 2 次以水调吞服，连服 8～10 天。

四、儿科病症

【感冒】

生姜 25g，水半碗煎开加入红糖服下，每日 2 次。

【盗汗】

浮小麦（瘪小麦）15g，大枣 10 枚，煎成一碗汤一次服下，早晚饭前各 1 次，连服 3 天。成人盗汗亦可用。

【消化不良（包括腹胀）】

山楂 15g，白萝卜 15g，切成片，煎成一小碗汤一次服下，每日 2 次。

【厌食（不思饮食）】

山楂 15g，鸡内金（鸡肫皮）1 只，加半碗水煮熟饭前吃完，每日 2 次，连吃 3 天，有开胃、助消化之功效。

【磨牙】

每晚睡前吃一块约 2 寸见方的生橘皮，用红糖水送下，连吃 2～3 天。

【流口水】

泥鳅 250g，去内脏晒干，炒黄，磨成粉，每次 10g，每日 2 次，服完即可，儿童用白糖水送服。成人、老人睡觉流口水方法同上，用黄酒冲服。

【缺钙】

虾皮 10g，海带 50g，一起煮汤，加油盐食用，每日 1 次，连服半个月，也可常吃。

【疟腮（腮腺炎）】

仙人掌去掉皮刺，捣烂，加鸡蛋清调匀敷患处，每日换 1 次，连用 3 天。

【遗尿】

猪尿脬 1 个，洗净，加白胡椒 20 粒，煮烂，分 2 次吃完，每日 1 个，连服 5 天。忌鸭肉、冬瓜、梨。

【疝气（小肠气）】

生姜汁 25g，先给患儿洗澡，待周身出汗时，用姜汁涂患部，每日 2 次，连用 3 ~ 4 天。

五、皮肤科病症

【皮肤瘙痒】

鲜韭菜与淘米水按 1∶10 比例配好，先泡 2 小时再一起烧开，去韭菜，用水洗痒处或洗澡，洗后勿用清水过身，每日 1 次，连洗 3 天。

【牛皮癣、头癣、顽癣】

猪胆 1 个，刺破，将胆汁放在小碗内，加入明矾（如黄豆大），待溶化后用胆汁搽患处，每日 2 次，连用 7 天。

【皮炎】

生鸡蛋 1 只，将整蛋放陈醋内泡 7 天。再取出蛋打破，用蛋清涂患处，每日 2 ~ 3 次，用 7 天。忌酒、辣物。

【疖肿】

红月季花叶 250g，捣烂，敷患处，每日换药 1 次，5 天为 1 个疗程。

【疔疮、恶疮、无名疮】

方 1：生石膏粉、仙人掌各 15g，共捣为糊状，涂患处，每 4 小时换药 1 次，连用 2 天。

方 2：紫花地丁 45g，金银花 30g，白菊花、甘草各 15g，水煎，每日 1 剂，分 2 次服。

【湿疹】

樟脑丸 1 个，放入 250mL 陈醋浸 3 天，用醋搽患处，每日 3 次，用 5 ~ 7 天。

【蛇胆疮】

用旱烟油一小团（或抽过的香烟过滤嘴 3 个），用适量水调匀，涂患处，每日 3 次，连用 3 ~ 5 天。

【汗斑癣】

独头蒜（或小蒜头）捣烂，用纱布包好，蘸陈醋擦患处（擦至局部发热伴轻微刺痛），每日3次，用5～7天。

【扁平疣】

每次用马齿苋20g（鲜品40g），板蓝根15g，煎汤一碗内服，并留少量外涂，每日2次，连用10天。

【白癜风】

取露水（最好用韭菜叶上的露水）500g，加入蛇蜕5g，装入瓶内，埋地下，过半月后取出，用水涂患处，每日3次，连用1～2个月。同时可用马齿苋30～60g，煎汤一碗内服，每日2次。

【风疹块、痱子】

鲜韭菜汁加适量明矾，每天涂患处，并擦至皮肤发红、发热，每日3次。

【脚气、手气】

陈醋500mL，加入去皮大蒜头50g，明矾5g，泡3天后用醋浸手、脚，每次5分钟，浸后可洗去，每日1次，连用10天。

【手足多汗】

明矾25g，置入热水1 000mL中溶化，浸手脚，每次10分钟，浸后自然晾干，每日1次。

【手足开裂（皲裂、粗糙）】

生羊油或猪油50g，加蜂蜜或白糖15g，捣匀搽手脚，每日2～3次，用7天。

【冻疮未破】

尖头辣椒10个，生姜25g，白酒250mL，一起放入瓶内浸3天。在冻疮初起，皮肤红肿发痒时搽患处，每日5次，连用10～15天。

【冻疮已破】

陈旧棉花（越陈旧越好），烧成灰，用香油调匀搽患处，每日3次，用3～5天。

【鹅掌风、灰指甲】

陈醋500mL，加入去皮大蒜头50g，香烟丝（10支量），泡2日后用醋浸手，每次10分钟，每日2次，浸后可用清水洗净，连用10天（此方最好在伏天使用）。

【疔、疖、痈（无名肿痛、搭背）】

生土豆捣烂，涂患处，用布包好，每日换1次，用5天。

【鸡眼、瘊子】

先用快刀将患处外部老皮削去，再涂上清凉油，用香烟火熏烤，至疼时稍坚持后拿掉烟火，每日2次，连用10天。

【流火、丹毒】

鲜冬瓜皮一次50g，烧一碗汤内服并外搽，每日2次，连用5天。可消肿止痛、清热解毒。此症多患于下肢，皮肤红、肿、热、痛，并伴有寒战、高热、头痛。

【蚊虫咬伤（红肿、痒）】

可选用大蒜头、生姜搽，或用醋、牙膏、盐水、香烟灰加入人的口水调匀涂搽。

六、五官科病症

【神经性牙痛（包括过敏性牙痛）】

黑胡椒10粒，白酒50mL，浸2日后喝一口含住，5～6分钟后吐掉，每日2次。

【风火牙痛（包括蛀牙痛）】

小苏打（或食用碱）2g，加蜂蜜调成糊状，用棉球蘸后咬在痛处，每日2次。

【牙周炎、牙龈炎】

用1只鸡蛋的蛋清加等量白酒搅匀，喝一口，含口中，5分钟后吐掉，每日2次（每日1只蛋），用2～3天。可消火止痛。

【牙出血】

每次用藕节25g，花生红衣5g，煎成一碗汤，漱口并咽下，每日2次，连用3天。

【电光性红眼病】

用人乳或鲜牛乳滴入眼内，闭眼10分钟，每次2滴，每日2次，连用2天。忌辣。

【结膜炎（细菌性红眼病）】

绿茶水，每日洗眼3～5次，用2～3天。有消炎抗菌之功效。忌酒、辣物。

【流泪眼、沙眼】

猪肝50g，胡萝卜150g，切碎，加一碗水，少加些油盐煮烂，一次吃完，每日3次，连服7天。忌韭菜、洋葱、大蒜、辣椒。

【视力衰退（老花、视物不清）】

白菊花 3g，干桑叶 2g，每日用开水泡饮（可泡 3 遍），连用 1 ~ 3 个月。可补肝明目，并可预防老花眼。忌吃葱、姜、蒜、羊肉、狗肉等热性食物。

【偷针眼（麦粒肿）】

用缝衣针的针鼻部反复摩擦患处并稍用力，每日 2 ~ 3 次。也可用线扎患侧的中指节半小时。

【白内障（晶体混浊、视力下降）】

蛇蜕 1g，蝉蜕 3 只，白菊花 5g，煎成一碗汤一次服下，每日 3 次，连服 20 天。可退翳明目。如能同时用早晨露水滴眼，效果更佳。忌酒、羊肉、狗肉。

【青光眼】

猪眼 1 只切碎，加龙眼肉 7 只，煮熟，再加油、盐适量，每日吃 1 剂，连吃半个月。忌吃鹅肉、动物血。

【中耳炎】

鲜韭菜汁 25g，加入明矾 2.5g，溶化后滴入耳内，每次 1 ~ 2 滴，每日 2 次，连用 5 天。

【口疮（口腔溃疡）】

方 1：冰片约 1g，蒸馏水 25mL 调匀，每日涂患处 5 次，用 2 天。同时，每次用 1 个石榴的皮烧半碗水服，每日 2 次，连用 3 天。忌辣物（注：蒸馏水可用电饭锅盖下面的水代替）。

方 2：用鸡蛋黄熬油涂。

【音哑、咽喉炎】

胖大海 2 个，蝉蜕 3 只，加一茶杯开水，泡好后加 25g 蜂蜜搅匀，每日分几次漱喉并慢咽下，每日 1 剂，连用 15 天。忌烟酒、一切辣物和刺激性食物。用于咽部干燥疼痛、有异物感，急、慢性咽炎均可。

【扁桃体炎】

黑木耳 50g，炒干磨成细粉，每次用半汤匙与蜂蜜一汤匙调匀口服，每日 2 次，连服 5 天（此方在发病时用）。忌吃辣物。

【口臭】

芦苇根（鲜、干均可）50g，煎汤一碗，加冰糖适量内服，早晨空腹服，连服 7 天。可清火解毒，治内热胃火。

【鼻炎】

先用大蒜 3 ~ 5 瓣，去皮浸在一瓶陈醋内，过 2 日后，再用新红砖 1 块，放火上烧烫取下，将两汤匙醋倒在热砖上，此时有大股热气上冒，患者用鼻吸此热气，每日 2 次，连用 7 天。

【鼻流血】

每次用头发烧灰 2g，白开水适量冲服（并可将少许头发灰吹入鼻孔），每日 2 次，连用 5 天。

七、美容养颜方

【除面部皱纹】

鲜黄瓜汁 25g，加入等量鸡蛋清（1 只蛋）搅匀，每晚睡前先洗脸，再涂抹面部皱纹处，次日晨用温水洗净。连用半个月至 1 个月。

【皮肤发黑】

白醋与甘油按 2 : 1 混合，常搽皮肤，每日 2 ~ 3 次，可使皮肤湿润，减少黑色素沉积。

【除雀斑】

杏仁 15g，磨成细粉，用鸡蛋清调成糊，每晚睡前涂面部，次日清晨用温水洗去，每日 1 次，用 10 ~ 15 天。

【黄褐斑、蝴蝶斑】

冬瓜汁、白醋等量，调匀搽面部，过 10 分钟后洗去，每日 2 ~ 3 次，连用半个月。

【面部色素斑】

鲜西红柿汁与蜂蜜按 2 : 1 混合，涂面部，过 10 分钟后洗净，连用 10 ~ 15 天。

【粉刺（酒刺、青春痘、痤疮）】

鲜黄瓜汁、白醋等量调匀，先用热水洗脸后再搽脸，过 10 分钟用温水洗去，每日 3 次，连用半个月。

【除黑痣】

花生米烧焦捣碎，用酒精调匀，涂痣上，每晚睡前涂上并包好，次日晨洗去，连用半个月。

【脱发、有头屑、头痒】

桑树根皮 20g，水 1 000mL，加陈醋 100mL 烧开洗头，每日 1 次，洗后勿用清水过头，连用 5 天。可促进头皮血液循环，有固发作用。若是"鬼剃头"（斑秃、秃顶），同时用老姜片每日擦头皮 3 ~ 5 次。

【头发增亮】

啤酒与陈醋按 2：1 混合，每日用毛巾吸湿再裹发 1 次，每次 10 分钟，连用半个月。

【头发早白】

何首乌 150g，核桃肉 350g，黑芝麻 1 000g，一起炒干，磨成粉，每次 25g，用红糖水调服，每日 2 次，连服 1 个月。忌蚕豆、肥肉、油炸食物。

【减肥】

每天用干荷叶 10g，干冬瓜皮 20g，泡热水喝（可泡 2 ~ 3 遍），连用 1 ~ 2 个月。有去厚腻、刮油脂之功效。忌肥肉、油腻，应少吃糖。

【瘦人增胖】

鸡蛋 2 个，打在碗内，加生西红柿汁一汤匙和适量白糖，用等量开水冲成半熟食用，每日 1 次，早晨空腹服，连吃 1 个月。

【牙变白】

用食盐、小苏打等量，加水调匀，每日刷牙 1 次。

【酒渣鼻】

白萝卜切成片，蘸白醋擦患处，每次 3 分钟，每日 3 次，连用 7 天。

（注：以上民间单验方摘自《民间绝妙验方》《中医秘方偏方大全》及有关保健类期刊等。）

参考文献

［1］石学敏.针灸学［M］.北京：中国中医药出版社，2002.

［2］梁繁荣，王华.针灸学［M］.北京：中国中医药出版社，2016.

［3］高树中，杨骏.针灸治疗学［M］.北京：中国中医药出版社，2012.

［4］张朝纯.脊柱疾病手法治疗学［M］.南京：江苏科学技术出版社，2006.

［5］王遵来.特色脊诊整脊［M］.天津：天津科学技术出版社，2007.

［6］何光远.李业甫推拿学术思想与临证传真［M］.北京：人民卫生出版社，2016.

［7］韦以宗.中国整脊学［M］.北京：人民卫生出版社，2006.

［8］董福慧.临床脊柱相关疾病［M］.北京：人民卫生出版社，2009.

［9］严隽陶.推拿学［M］.中国中医药出版社，2003.